Supervising Psychotherapy
Psychoanalytic and Psychodynamic Perspectives

心理动力学督导

〔英〕 Christine Driver, Edward Martin, Mary Banks
Gertrud Mander, John Stewart 著

黄杏杏 译 ／ 徐建琴 审校

中国轻工业出版社

图书在版编目（CIP）数据

心理动力学督导／（英）克里斯汀·德赖弗（Christine
Driver）等著；黄杏杏译．—北京：中国轻工业出版社，
2020.11（2022.8重印）
　ISBN 978-7-5184-3107-6

　Ⅰ．①心…　Ⅱ．①克…②黄…　Ⅲ．①心理咨询－
咨询服务　Ⅳ．①R395.6

　中国版本图书馆CIP数据核字（2020）第136696号

总　策　划：石　铁
策划编辑：阎　兰　　　　　　　　　责任终审：腾炎福
责任编辑：阎　兰　王雅琦　　　　　责任监印：刘志颖
出版发行：中国轻工业出版社（北京东长安街6号，邮编：100740）
印　　刷：三河市鑫金马印装有限公司
经　　销：各地新华书店
版　　次：2022年8月第1版第2次印刷
开　　本：710×1000　1/16　印张：15.00
字　　数：133千字
书　　号：ISBN 978-7-5184-3107-6　　定价：52.00元
读者热线：010-65181109，65262933
发行电话：010-85119832　传真：010-85113293
网　　址：http://www.chlip.com.cn　http://www.wqedu.com
电子信箱：1012305542@qq.com
如发现图书残缺请与我社联系调换
200473Y2X101ZYW

一场

愉悦的联欢，

与我那些颇具创意的

同道们

作者简介

玛丽·班克斯（Mary Banks）

英国心理治疗师协会（British Association of Psychotherapists）会员，就职于英国伦敦大学伯克贝克学院，任资深咨询师。

克里斯汀·德赖弗（Christine Driver）

英国分析心理学协会（Society of Analytical Psychology）成员，联邦动力委员会（Federal Power Commission，FPC）心理治疗成员，就职于威斯敏斯特牧区基金会（Westminster Pastoral Foundation，WPF）心理咨询与心理治疗督导培训中心，任资深咨询师。

格特鲁德·曼德（Gertrud Mander）

FPC 心理治疗成员，就职于 WPF 咨询与心理治疗中心，任资深咨询师；出版过多本书籍并发表过多篇论文。

爱德华·马丁（Edward Martin）

英国分析心理学协会成员，就职于伦敦婚姻咨询中心，任资深伴侣咨询师。

约翰·斯图尔特（John Stewart）

FPC 心理治疗成员；就职于 WPF 咨询与心理治疗中心，任资深咨询师。

他们都曾经或正在作为讲师、督导师、评审委员、学科团队带头人，参与伦敦及各个区域的 WPF 督导培训项目。他们都是英国精神分析和心理动力督导协会（British Association for Psychoanalytic and Psychodynamic Supervision，BAPPS）的成员。

推　荐　序

得到这本从精神分析视角探讨督导的书，我非常高兴。本书作者均来自 WPF 咨询与心理治疗中心，是督导培训项目的研发及教学人员。该中心是英国最早认识到督导作为一门学科的重要性的机构之一。"督导"这一概念的历史已为大众所熟知，它从培训精神分析师和分析心理学家的方法中演化发展而来。现在，人们已普遍认为，对于所有使用谈话疗法进行工作的专业人员来说，督导必不可少。

最初，治疗师的"个人体验师"会为其临床工作提供督导。直到1947年，英国精神分析学会才决定应该由另一位"精神分析师"来督导治疗师的临床工作。这样做的原因是，精神分析师必须变得更加"实际"才能够教授并配合治疗师对来访者的临床治疗。但当时仍存在着一种非常强烈的趋势——将精神分析师理想化为"智慧之神"，所以有几位非常著名的精神分析学家对这种区分的做法持有异议。他们反对的理由是，治疗师的个人体验师最能理解治疗师的反移情。

尽管目前"督导"已经与"精神分析"明确区分，并成了一项单独的活动，但要使督导成为一门专门的学科，认识到这门学科的复杂性，并对之展开研究、教学和实践，还有很长的路要走。在治疗工作的开始，精神分析师跟着直觉在走，而有些督导师在督导中所做的工作和精神分析师所做的完全相同，他们可能会一直保持沉默和克制，只有在被触动时才会做出诠释。我们几乎没有机会对这类督导展开研究、探讨或辩论，也错过了探索督导关系的动力及发现这些动力与治疗关系共鸣的绝佳时机。

如今，"督导"这门学科已经成熟。本书是精神分析督导在20世纪下半叶所形成的全部经验、思想和学习的总结，其临床效用显著。英国心理咨询和心理治疗协会（British Association for Counseling and Psychotherapy，BACP）始终坚持，所有心理咨询师在执业过程中都必须接受督导。苏·惠勒（Sue Wheeler，2000）明确指出，尽管对督导的需求量非常大，但目前仍缺乏训练有素的督导师；尽管培养督导师的课程体系已经搭建起来了，但关于该培训课程的结构仍然存在着一些不确定之处。本书能够为所有涉及"督导关系的动力"的培训提供有用的指导，通过在最广泛意义上理解精神分析理论，来探索和建构督导培训。

尽管心理治疗师已清楚地认识到了督导的价值和重要性，但他们依旧倾向于持一个观点——在治疗师完成所需的所有培训后，接受督导就变成了一个"可选项"；当在这个行业中已成为"资深专业人士"时，督导就完全可以取消了。古根布尔·克雷格（Guggenbuhl Craig，1971）的名言描述了资深心理治疗师或精神分析师的困境："他们无法向别人寻求督导，因为他们要么认识周围所有人，要么比这些人更加资深"。这一观点暗示了一种"教师-学生"的督导模式。本书在很多方面都指出，督导可能是一种非常不同寻常的探索过程，在这个过程中，双方都致力于寻找"来访者是如何影响咨访间所发生的事情"，以及找出"在治疗过程中发生了什么"。

截至2002年，英国所有的心理治疗监管机构全都没有设置注册督导师这一项职称。但另一方面，英国咨询与心理治疗协会却给出了督导师资格认证。英国心理治疗理事会在考虑设立督导师注册制度，并将就强制督导的必要性展开讨论。目前，是否选择接受督导仍是每一位心理治疗师自己的决定。但不论未来在监管方面会如何发展，本书都将发人深省，尤其是对那些从事精神分析工作的人、对于那些能够意识到"在人们互动中所发生的事情要比常理所能解释的还要更多"的人，阅读本书将更为有用。或者说，读者将获得行动、思考与感受的方式，以及更加深度的空间——尽管它们初看上去并不明显。

莱斯利·穆丁（Lesley Murdin）

培训总监，WPF 咨询与心理治疗中心总负责人

参考文献

Guggenbuhl Craig, A. (1971) *Power in the Helping Professions* Dallas, TX: Spring.

Wheeler, S. (2000) 'Supervision', *Counselling*, September 2000.

目　　录

第四部分　督导中的一般问题 / 177

引言：定位和主题

克里斯汀·德赖弗

定位

通常一个人在成为督导师时，已经取得了心理治疗师或咨询师的资质，并已工作多年。他通常训练有素，持续接受督导，熟知与来访者*工作时隐秘的部分，熟悉时而出现的强烈的移情与反移情问题——源自二元治疗关系内部。或许此时我们很容易得出结论，他可以凭借自己对治疗工作的熟悉及丰富的工作经验，来为其他同行们提供专业知识。因此，如果我们发现督导师还需要经过大量的工作、修通内在议题，才能有效地处理"临床菱形（描述学习环境中复杂的心理和社会本质的概念化模型）"中的无意识过程，也许会大吃一惊（Ekstein and Wallerstein，1972）。

---

* 根据督导发生的情境，"病人"（patient）和"来访者"（client）这两个词汇在本书中可互换使用。——译者注

　　和治疗或督导时的"开场白"或"结束语"一样，这篇引言概述了本书的内容以及所涵盖的知识点。就本书的性质而言，这篇引言为作者和读者背书，介绍了我们所将要探索的督导过程的本质。本书的所有作者都接受过督导方面的专业培训，过去担任过或目前正在担任督导师之职，都参与了WPF咨询与心理治疗中心所举办的督导认证项目（WPF是英国最早开设督导课程培训的机构之一）。因此，本书作者们的督导经验来自第一手资料，他们都非常熟悉督导工作的复杂性，也非常熟悉督导过程中存在的问题与被督导者的焦虑。督导是一段关系，一段基于想要去理解"第三人的需求"的关系，这里的第三人就是来访者。在督导中，"来访者"的模样借由被督导者的表达而生成。因此，对督导师来说，来访者是一位想象出来的人，要通过与被督导者在意识和无意识层面的沟通交流来加以感受。治疗师须具备与所使用的治疗方法相关的理论体系和知识架构，以理解来访者，理解无意识沟通所带来的影响。同样，督导师亦需要督导理论的支持，持精神分析性的态度，以使被督导者发展出对来访者的理解。本书作者们的基本理念是：凭借在过程体验中收获的理解，督导师的"观察者自我"得以发展，这个"观察者自我"能够抱持和平衡督导过程及督导关系中的三元关系，能够使督导双方觉察到关系中的无意识认同及互动。尽管本书的作者有着各不相同的风格和着墨点，但我们都认同这样的督导理念——要进入无意识过程，观察督导中的反移情现象，开展与来访者的治疗工作。

　　督导工作是复杂的，因为这份工作需要理解许多关系的外在动力和内在驱力。这些关系包括：来访者对治疗师的、治疗师对督导师的、督导师对机构的、机构对督导师的、督导师对治疗师的、治疗师对来访者的。这些关系中的任何一方，都具有在意识层面和无意识层面同时运作的外在动力和内在驱力。督导师需要在督导过程中抱持住这些驱力并加以处理。因此，对于这些意识和无意识层面的驱动力，督导师需要进行大量的解码和诠释，以便理解临床工作过程中的驱动力，理解与被督导者的成长发展相关的驱动力。若是没有督导，被督导者会因其自身的"个人病理部分"和"无知"，或因"缺乏知识、信息和技术"（Szecsody，1990:250），采取不恰当的说教性评价或解释，来强行纠正某些事物，从而使临床治疗工作陷入"盲目"，或陷入"对某些信息的防御性回避"。被督导者也会因而"忽略掉某些无意识层面的沟通交流，无法在内在建立起对来访者的理解"。

也许，督导师需做出的主要内在转变之一，就是去容纳、思考、处理和应对督导过程所涉及的各个"焦点"。与此同时，督导师还需要发展出自身在处理这些焦点及相关问题方面的权威性，以便能从内在和外在共同思考及应对这些焦点及相关问题。治疗工作的"权威"，来自治疗师能够了解来访者的内在世界，并了解他们与外在世界的沟通方式。督导工作的"权威"，来自督导师能够了解来访者的需求及其临床问题，并能够了解被督导者的学习需要，以及咨询机构的影响与限制。找到对这些问题的"权威性解释"，是成长中的督导师的主要工作之一。但正如马丁森所言，督导师还需要思考："什么时候该介入；什么时候该坚持；什么时候只需安静地待着并允许一切发生，督导的双方就能够从关系中收获满足"（1981:18）。因此，督导师需要理解治疗过程的本质，理解人们是如何学习的，从而使治疗师发展出对来访者的理解，并发展出对治疗工作的理解。

在过去的十几年中，越来越多有关督导主题的书籍和论文诞生了，这加深了人们对督导工作复杂性的认识。随着从业者开始对督导这项工作进行更深的探索，他们更多地参与到这个日益茁壮的治疗行业分支中来，督导工作中的各种驱动力被逐渐觉察澄清。当治疗处在初始阶段时，治疗师主要以一对一的方式进行工作，督导"并行"了这个部分。随着治疗工作在各个领域中的不断发展，人们对督导工作的认识也逐渐增多，埃克斯坦和瓦勒斯坦（Ekstein and Wallerstein）提出了"并行过程"的概念，马丁森（Mattinson，1975）在早期关于"对社会工作者的督导"的研究中借鉴了瑟尔斯（Searles，1986）的"映射过程"（the reflection process）的观点。随着志愿咨询机构的增加、儿童热线、慈善机构和志愿机构规模的扩大，对督导的需求也随之增加。再加上专业机构进一步的推动，人们逐渐认识到，督导需要不断接受专业化认证。随着督导活动的增多，对这一领域的研究浮上了水面，人们认识到，督导的任务不仅仅是塑造一位治疗师，它还包括其他的东西。这也促使人们越发明白，督导关系不仅仅是一段"教与学"的二元关系，也是一段三元关系。在这段三元关系中，治疗工作中的无意识模式"并行"体现在督导过程中，通过诠释督导中这段"并行过程"，对治疗工作的认识也得以发展。

本书的主旋律是督导的本质。督导是一段促进转变的过程，它能够促使临床工作朝着治愈的方向转变；督导也是一段在情感和认知层面都能够有所收获的过程；是一段不是治疗，但在不断治愈的过程。要做到以上这些，督导师必须要对督导过程的许多方面都有一定的认识。本书中的章节旨在解决督导师在其工作过程中所遇到的一系列问题。

主题

督导关系：内部与外部维度

本书的第一部分探讨了参与双方在督导关系内、督导过程中，以及作为一名督导师在工作过程中所遇到的各种各样的内在动力和人际动力。第一章首先考察了过去不同的发展趋势如何影响今天的督导工作。心理动力治疗的历史表明，早期人们对通过督导培训治疗师的方法存在分歧。第一种观点是将督导整合到治疗师的个人体验（治疗）中；第二种观点是将督导工作和个人体验分开，并指定另一位精神分析师来对治疗师的临床工作来进行督导；后来，第三种观点出现了，它将督导当作主要的培训手段。爱德华·马丁讨论道，尽管心理动力疗法对来访者和治疗师都能产生影响，但督导工作却倾向于排除"被督导者和督导师之间的动力"。被督导者携带着两套内在的"通信系统"——一套来自来访者，另一套来自他自身。第一章所讨论的是，是将注意力集中在来访者-被督导者身上时督导效果最佳，还是回应被督导者和督导师之间的无意识交流效果最佳。这一章讨论了在督导中事实与幻想层面的相对信息的价值，重新评估了督导角色的治疗和教育方面（督导角色在涵盖了督导师、被督导者和来访者的三角动力关系中不断切换）。从治疗师到督导师的转变，意味从二元关系来到了三元关系中。第一章的重点是，来访者和治疗师的"生命碎片"是如何在督导中相互影响的，督导师的任务是与这些影响一起工作，给治疗师和来访者的临床工作带来转变。

从督导的历史和三角关系动力的脉络继续向前延伸，玛丽·班克斯在第二章中探讨了所有治疗师和督导师共同具有的"内在部分"和"性格维度",思考了治疗师该如何转变为督导师。她认为"期盼痊愈的内在冲动"是所有助人者选择这份职业的起点。这一章出自她最初对"治疗师所具有的性格类型"的研究,该研究展示了一种治疗师的性格类型,即有治愈自己的冲动的伤痕累累治疗师——一种将古代萨满教巫师与现代心理治疗师、心理健康工作者等联系在一起讨论的情况。重要的是,要认识到我们之所以成为治疗师,是缘于自身所背负着的"枷锁"。通过参加治疗和培训,我们发展并整合了这些枷锁,这个过程也把我们塑造成心理治疗帅——朝着督导师转变的开始。玛丽·班克斯在第二章中扩展了她的论点,认为治疗实践建立在"治愈人格"与"理论观点"相结合的基础上。只有二者结合,疗愈才会发生。没有"人"参与的治疗过程是枯燥乏味的,但如果个体不承认自身的局限,不借助理论知识,那么他的临床治疗也同样会单薄无力。在成为督导师的那一刻起,我们就必须对自身保持觉察,并能够创造性地运用自身的性格去工作,去拥有洞察力和理解力。从自己受过伤的"人性之本"出发,再结合理论框架、治疗方法和临床经验,做到在督导关系中把握自主和谦逊的张力,从而成为一名督导师。

在继续思考我们在督导中所做的工作时,认识到自身枷锁和职业枷锁的影响很重要。为达成督导目标,我们需要考虑到哪些方面呢?我们需要如何"行事"呢?格特鲁德·曼德在第三章中对这些进行了思考。她将督导视作一种"对思考进行思考"的活动;也将督导视作是在影响和促进被督导者从经验中学习,使他们在督导的"调谐"下发展出自身"专业自体"。她认为督导师必须小心翼翼地避免陷入与被督导者的共谋,也避免控制被督导者。曼德讨论了"杰出的督导师"如何鼓励被督导者借鉴督导师对工作的探索,来发展出自己的工作风格。她不鼓励被督导者成为一个需要确定性的、需要把事情做好的督导师的"克隆体"。曼德着眼于督导培训，也着眼于与经验丰富的同道间的交流。她强调，在督导关系中，督导师作为一个能够引发转变的角色，能促使被督导者形成"核心专业自体"，并帮助被督导者建立能力与自信。这能使被督导者在临床工作中发展出一段良好的治疗关系，容纳来访者的焦虑，并提供一个安全的治疗环境，进而使治疗工作具有创造力。在督导过程中，需要对三方参与者进行评估，并处理他们的阻抗，需要对三角关系中无意识浮现的那些复杂的并行过程进行工作。

任何督导过程，无论是个体督导还是团体督导，都是对督导师和被督导者之间动力的思考。克里斯汀·德赖弗在第四章中继续对这些互动的动力过程进行了探索。在督导的发展过程中，产生了一种倾向于"与督导师和被督导者之间的互动过程保持距离"的临床操作方式。瑟尔斯（1986）通过对并行过程的探索，使这一问题重新成为人们关注的焦点，讨论了在督导框架中，督导过程是如何在被督导者和督导师内在的各个层面上运作的。通过督导师和被督导者关系中"内在"与"外在"的互动沟通，被督导者的临床治疗工作得以进行。但督导关系也会不可避免地受到移情和反移情的影响，并可能与临床治疗并行。要想理解这些互动如何进行，以及理解互动中被督导者的专业自体和个体自体如何发生转变，请阅读第四章。

督导中的学习

督导的目的之一是促进学习，这会涉及情感、转变和治疗过程。这些情感、转变和治疗过程能够使被督导者概念化并构思他们从来访者身上收集到的材料。针对这项复杂的任务，约翰·斯图尔特在第五章中对之进行了讨论。他首先思考了该如何定义督导，并特别提到督导关系组成的两个相互作用的三角形。他探讨了督导风格与教学风格之间的联系，并由此把督导比作学习。这一章参照了最近研究的成果，即婴儿期学习的生理基础研究，尤其是记忆的发展方式。斯图尔特还探索了这项研究如何与督导环境下的学习模式联系起来。影响学习的一个因素是焦虑，他接着研究了焦虑如何引发心理防御机制，以及这些心理防御机制会通过什么方式抑制学习能力。他从督导工作的角度审查了学习位置这一概念，特别提到了在培训语境中的督导和学习。关于这一点，约翰·斯图尔特思考了不同认知风格间的差异，以及对被督导者个体间认知风格差异的认识。概括此章的重点，即"被督导者是如何学习的？"。围绕这一点，他思考了"适应性学习"和"同化学习"的区别，以及与温尼科特对文化体验位置的思考（1971）的联系。斯图尔特尝试将理论建构的整合及应用纳入督导和心理治疗的学习和实践中。

设置与督导

　　心理咨询或治疗相关机构根据工作架构和服务领域（如短程治疗或团体），对临床工作的过程提出了相应要求。在这一部分中，作者将研究这些设置如何影响督导过程，以及督导师如何对其进行工作。

　　机构经常出于经济原因，聘请督导师进行团体督导。团体督导在满足机构降低成本的需要的同时，还能让机构获得其他收益。督导团体形成了它自己的动力，这份动力是督导过程中不可或缺的一部分，也是很有价值的一部分。督导团体提供了一个"舞台"，使临床材料得以呈现，并受到团体动力的影响。在第六章中，克里斯汀·德赖弗利用"地理位置与地形地貌"的比喻来检验团体督导的动力。这是一个过程，它要求督导师在团体环境和功能下，平衡督导活动的基本模型。此章探讨了如何用在团体督导的体验与动力，促进临床实践的良好开展及咨询师或治疗师的成长发展；阐明了团体内部相互作用的元素的重要性及意义，从这一过程收获的知识及对来访者进行临床工作的理解。

作为一名督导师，需要同时处理多项任务，这对于其所在的机构环境与框架也是如此。目前临床工作发展出了一个特定领域，即为职场和企事业单位提供咨询服务——相关咨询设置通常以短程、聚焦治疗为主。不同的工作环境要求治疗师能够灵活运用多种咨询技术。例如，许多寻求督导帮助的咨询师所在的机构，只允许其提供有时间限制的咨询。在第七章中，格特鲁德·曼德探索了一段发生在短程治疗和督导动力之间的关系，扩展了巴林特（Balint, 1973）和马伦（Malan, 1963）所开发的短程心理治疗模型，得出相关督导模型。其模型中督导需要做的工作包括：评估、结构化、聚焦、结束与哀悼。所有这些都必须在一个能够镜映治疗工作的简短的工作架构下完成。

机构会以各种各样的方式增加（或减少）督导中的动力。在第八章中，约翰·斯图尔特着重讨论了督导过程与机构环境之间的联系。第八章先通过一个案例概括性地介绍了这个主题，说明影响督导过程的机构互动，表明即将探索的观念。讨论起始于我们如何看待机构，以及机构如何管理其功能与角色进行服务。为了便于理解，约翰·斯图尔特使用了两种类比：一种是与生物有机体的类比；另一种是与人类心灵的类比。他把这些类比和督导过程相联系，形成了这章的主题。埃克斯坦和瓦勒斯坦所提出的临床菱形概念，扩大了机构活动和督导过程之间的联系。作者通过使用"参与者三角（triangle of involvement）"，将思考范围扩展到临床菱形的所有参与者，包括他们所处机构中过去和当前的问题。之后，本章回到了对人类心灵的类比，继续思考无意识过程如何通过机构运作的方式呈现。作者特别提到了克莱茵"偏执-分裂位置"的概念，它作为一种防御来对抗焦虑，并且朝着抑郁位置发展。约翰·斯图尔特调整了原本"抑郁位置"概念，形成机构结构中"功能位置"的概念，并将功能位置与督导过程相关联。在有关督导的机构结构上，他继续使用比昂的"工作组二分法"及"基本假定团体是对抗焦虑的防御方式"。作者认为，机构需要理解来访者向机构投射的方式和过程，以避免受到某种程度的"污染"，扭曲机构的功能并影响督导。督导师在维持机构健康运行方面发挥着重要作用，也有义务支持被督导者们的工作。约翰·斯图尔特在这一章讨论了督导师该如何以一种保护督导空间不受过度侵犯的方式和机构协作。

督导中的普遍问题

心理动力学督导是对来访者、督导师和被督导者之间三角关系的认识，也是对并行过程的认识。在心理动力学督导中，来访者的临床材料将反映在督导师与被督导者的关系动力中——主要通过无意识过程，因此必须对之加以解释。然而，所有有益的督导都是以"良好的职业道德"为根基的。早期的督导道德规范负担了与被督导者一起选择合适的督导师的责任，这虽然提高了临床责任的透明度，但也同时意味着督导师必须依赖被督导者的诚信度（即被督导者报告内容的真实性），以及其运用和评估自身反移情的方式来达成伦理目标。而且，督导本身打破了治疗师和来访者之间严格的保密协定。在第九章中，爱德华·马丁对保密性蕴含的复杂动力及督导中的其他伦理困境进行了思考。他也反思了伦理规范是如何被设计来保护那些强者（治疗师），以便从弱者（来访者）身上"盗窃内在世界中的幻想"的情况。马丁提议把这个问题扩展到包括督导师和被督导者（成熟治疗师和新手治疗师）在内的督导关系双方。他从现有的督导师伦理规范中借鉴了一些例子来加以说明。第九章提供了一些被认为是"小偷小摸"或"重大盗窃"

的案例，也描述了二者之间的灰色地带。灰色地带涉及保密性问题，马丁探讨了"提交督导报告是否违反了保密性"这一问题，同时也提到了违反保密性的代价。

临床治疗工作和督导工作总是在处理边界的问题，需要考虑的是，是否所有精神分析培训都会自动赋予熟练的治疗师／精神分析师以"督导师身份"，以及督导师是否存在"盲点"——一些无法想象或无法表达的部分？如果督导工作真的是为了帮助治疗师，以让来访者"想到一些不曾想过的事情"，那么也许督导师也需要接受某种形式的督导训练。格特鲁德·曼德在第十章中问道："接受多少督导才足够？"在对"督导师的督导"的思考中，她也探讨了督导中时间与结束的议题。与治疗工作中的这部分相比，它们相似却又不同，因为督导工作包含了更多的关系——治疗联盟、督导联盟和三角关系的种种动力，而所有的这些关系都得（在督导中）持续性地观察。来访者虽然缺席，但仍是督导活动的对象，所有时间安排和结束议题都需要纳入考虑。这些因素都大大改变和复杂化了督导进程，这需要督导师具备大量的工作技能。

以三种方式来看待时间：水平时间，即督导长度和单次时长；垂直时间，即督导工作中干预、格式和框架问题的时长和时机；以及记忆在督导中的作用。在这些探索之后，此章讨论了"督导的结束"如何不同于"治疗的结束"及其原因。同时，讨论了来访者的存在如何使问题变得更加复杂——在治疗师转到另一位督导师那里时，来访者是否还继续和这位治疗师工作，还是会选择（在治疗师与督导师工作结束时）结束。

督导的结束可能在计划之内也可能在计划之外，可能太早或太迟。总之，在督导结束时，总是会存在一些强烈的依恋、分离和丧失等议题需要处理。另一个重要问题是由督导师决定的"结束"——督导师经过仔细评估后，认为治疗师不再合适继续工作。这时，他必须敏锐地让治疗师停止治疗工作。这可能是一个非常困难的决定，也并不总是双方的共识。无论以何种方式结束督导，重要的是必须让被督导者体验到这种结束是"职业诚信的行为"，而不是被一种"被虐待性的排除在理想的职业之外"的经历。

结 论

若要说本书的所有作者都完全赞同彼此的观点，这并不符合实情，也非常不具创造性；万幸的是，虽然大家的观点存在差异，但所有章节都包含同一个哲学主旨——督导本身应该具有"治疗属性"。这个观点在本文中非常明确，因为在许多坊间传闻中，督导是不具备治疗属性的。治疗属性意味着督导工作应该涉及督导师、被督导者和来访者的内心世界。督导师还应该意识到，正是处在督导之中，被督导者才会变得格外的脆弱、出现退行。尽管程度要轻于在治疗中的退行，但它还是会导致被督导者和督导师之间的一些"退行性移情"。因此，督导师需要运用相关知识，觉察到所有影响督导过程以及被督导者的各因素之间的相互动力。如果不积极面对"督导中的退行"，对双方都存在潜在危险。被督导者会觉得督导师是一个入侵者，甚至有时是一个控制狂。若要使督导过程生效，督导师必须参与被督导者的无意识过程，但要以"觉察俄狄浦斯三角关系"的方式参与进去。只有这样，督导才有可能"具有治疗属性，但不会真正变成一种治疗"；督导师被诱惑从而和被督导者"乱伦"的可能性也会减少。总之，督导的目标是处理某些"临床工作过程中的体验"，且以一种变化的方式去抱持、理解和运用关系中的动力，帮助被督导者学习，提升其疗愈能力。

　　本书的结尾有关督导的结束。如同任何结束一样，你可能会留下一些没有答案的问题和未能完成的探索，然而这正是我们的目标。督导是一个积极主动的过程，学习永远不会是被动发生的。在理解人际关系及心灵关系的本质时，我们必须积极主动地参与自己的内心世界。就好像在面对来访者和其临床材料时，治疗师和督导师能够给出一些带来"转变性"和"治疗性"的理解。确切地说，在精神分析态度框架内，督导是一个"多重任务处理"的后台——这是本书作者们探索督导中的各个部分和维度时连接所有人的一根线。督导不仅仅是治疗的延伸，也是一项复杂的工作。作为一个过程，在我们能够开始去承认这份独特的复杂性，并能够与之展开斗争时，它的创造力也相应而生。

参考文献

Balint, M. (1973) *Focal Psychotherapy, An Example of Applied Psychoanalysis*. London: Tavistock Publications.

Casement, P. (1985) *On Learning From The Patient*. London: Tavistock Publications.

Ekstein, R. and Wallerstein, R. (1972) *The Teaching and Learning of Psychotherapy*. Madison, CT: International Universities Press, Inc.

Malan D.H. (1963) *A Study of Brief Psychotherapy*. London: Tavistock Publications.

Mattinson, J. (1975) *The Reflection Process in Casework Supervision*. London: Tavistock Institute.

Mattinson, J. (1981) *The Deadly Equal Triangle*. Northampton, MA and London: The Smith College School of Social Work and the Group of the Advancement of Psycho-therapy in Social Work.

Searles, ILF. (1986) *Collected Papers on Schizophrenia and Related Subjects*. London: Maresfield Library.

Szecsödy, I. (1990) 'Supervision: a didactic or mutative situation', *Psychoanalytic Psychotherapy*, 4(3): 245-64.

Winnicott, D. (1971) 'The Location of Cultural Experience' in D. Winnicott, *Playing and Reality*, pp. 112-21. London: Tavistock Publications.

第一部分

督导关系:
外在维度与内在维度

第 一 章

倾听缺席的来访者：督导的治疗性维度

爱德华·马丁

借由个体接受精神分析收获关系体验，一直都是精神分析行业的基石。随着精神分析培训日益规范化，心理治疗师选择一位督导师或一位精神分析师来"把控"其临床治疗过程，逐渐成为对从业者的一项附加要求。这种发展遵循医学培训的模式，即治疗师与一位资深同行通过在工作上的磋商，获得专业方面的提升与发展。但这位"资深同行"应该由谁来担任，是一个值得探索的问题。对此，匈牙利学派和奥地利学派给出了相互对立的观点。

匈牙利学派主张由治疗师的个人体验师来"把控"。当心理治疗师开始治疗来访者时，在他的个人体验中，就会出现对来访者的想法、感受和幻想。在匈牙利模型中，治疗师与来访者间的无意识联结仅由治疗师的个人体验师全权"把控"。相较而言，维也纳学派认为个人体验师不应该干预治疗师的临床工作。该模型认为：治疗师会因接触不同的临床视角而获益，因此，治疗师的临床工作应由另一位愿意去"教授"他，而不是去"分析"他的精神分析师来"把控"。

虽然早期的精神分析具有说教性，但后来人们也逐渐明白：为使精神分析师与来访者的分析工作更加安全，精神分析师本人需要接受彻底的、治疗性的个体精神分析——这种做法在当前已是常态。对督导而言，将"体验师的工作"与"督导师的工作"分开的维也纳模式，也逐渐成为其工作的常态，匈牙利模式日渐淡出人们的视野。这些反过来又对治疗师和心理动力分析师的培养方式产生了影响。

维也纳模型在"个人体验"和"督导工作"之间，存在一个灰色地带。分析师和督导师具有主观性，治疗师有时候会在督导师的建议甚至指导下对来访者实施迫害。治疗师从督导里带回临床治疗中的材料，传达给来访者的反馈，实际上是督导中的某些"议题"。采用维也纳模式的另一个后果是，如果某位治疗师在其个人体验中被诊断为"健康的"后，这位治疗师便会结束个人体验——治疗师会继续富有创造力的临床治疗工作，直到触碰到一些与其个人议题发生共鸣的材料，而这部分议题是在个人体验中没有得到充分处理的。目前并不清楚该如何处理这一情况。督导师无法忽视这些困难继续工作，但让治疗师重返个人体验可能也不可行。

不过，培训治疗师的第三种方案更强调治疗师的督导师的重要性，而不是他们的分析师。这些受训治疗师主要来自精神分析方法影响下的职业，例如：咨询师、刑事司法社会工作者、精神科医生。埃克斯坦和瓦勒斯坦（1972）为督导做出了独特贡献，将其关注点从受训者专业发展上扩展开。他们认识到，督导师和个人体验师的功能不同，必须要保持分离。但他们同时也认为，督导不可能仅仅是一种"说教形式"，督导师还必须考虑到诸如移情与反移情、督导过程中的关系、学习中的情感问题等。这标志着督导实践的长足发展，扩充了督导师在工作中所需的技能。

尽管在理解督导工作的任务和复杂性方面，我们已经取得了重要进展，但正式的督导仍然只被认为是治疗行业的一项培训要求。在资格胜任方面，督导在治疗师的职业结构发展中并没有地位，是否需要督导仍是一项个人选择。

作为一项独立于培训的工作，督导的重要性日益突显。这起始于一场关于心理治疗工作是科学还是"洗脑"的官方回应，而在某种程度上，公众的这种质疑与其中心心理咨询的工作方式有关。为了让公众放心并保护自身免于名誉扫地，英国咨询和心理治疗协会规定，接受该机构认证的心理咨询师必须在其职业生涯中定期接受督导。

鼓励治疗师向督导师公开其临床工作是一个好办法，但它并不一定能带来预期效果。一个很明显的原因是，督导关系需要相互信任、相互尊重、（参与者）需要有学习和改变的愿望。督导师不可能详细而全面地了解治疗师临床工作的所有内容。同时，如果治疗师想要避免把某些案例或问题带入督导中是较为容易的，由此可见，"强制督导能保护来访者，使他们避免遭受不合格治疗的危害"的观点并非源于实践。有虐待倾向的治疗师，不仅可以在不被发现的情况下持续地虐待来访者，参加督导以后，这些治疗师也可能会虐待他们的督导师。

虽然作为良好职业习惯的一部分，"supervision（督导）"一词在业内已经被越来越多地使用。但令人不解的是，治疗行业仍然把术语"supervision"称作"一项监管措施"，用来惩戒治疗师犯的错误。在心理治疗行业之外，通常会把"supervision（监督）"一词用作"对纪律程序的监督"。就像术语"咨询"一样，"supervision"这一术语由于其定义的松散，变得不太具有针对性。

维也纳模型倾向于强调督导，将其看作是一种独立于治疗或分析的活动，采用不同的参考框架。虽然督导师接受"对移情的理解和解释是治疗关系的核心"，但往往忽视了它对督导过程的移情影响，专注于被督导者和来访者的移情和反移情活动。维也纳模型的督导只关注被督导者的专业发展，不关心他们情感上的内心世界，其基本原理是：督导师与被督导者之间的神经症性移情，必须尽可能地保持纯粹、原汁原味。这导致督导被视为一种成人之间的关系，而这一观点并没有得到大多数被督导者的支持，因为他们非常清楚自己与督导师之间的移情之力。瑟尔斯（Searles，1986）研究了如何利用这种没有被意识到的力量，保持督导中的三元关系本质不变。根据海曼（Heimann，1950）关于"反移情"的开创性研究，他得出结论：观察并诠释督导师与治疗师之间的情绪反应，有助于洞察来访者的潜意识。

"治疗师作为一个空白屏幕，不向来访者表达自身感受"的说法，仍然在对当前的心理治疗工作产生影响，但是给当前督导工作带来最大影响的因素是"督导师作为一个空白屏幕"的理念。埃克斯坦和瓦勒斯坦（1958）所做的有关培养治疗师的研究，借鉴了海曼（1950）和瑟尔斯（1986）的研究成果。从某种意义上说，埃克斯坦和瓦勒斯坦研究中"受训治疗师"的位置，类似于成熟的精神分析师在接受自己督导时的位置。在治疗师完成个人体验后，督导关系便成为他唯一的专业关系，这段关系会涉及治疗师和来访者的内在世界。"督导关系中（督导师和被督导者间）的移情"不仅对来访者的心理健康具有重要意义，也对被督导者的心理健康有着重要意义。或许是时候重新评估匈牙利督导模型的意义了，它建议与已完成个人体验的（成熟的）被督导者一起工作，这样的督导工作会硕果累累。

在心理动力学督导中，同时发生着两个过程：一个是督导师（在意识层面上）督导（被督导者和来访者间）治疗工作的过程；另一个是督导师（在无意识层面上）处理来访者案例材料的过程。在这种相当复杂的互动中，督导师若能够（在督导互动中）做出恰当的回应，就能促进督导师与被督导者、被督导者与来访者间无意识的沟通交流，而这在本质上便是一种治疗。并且，在心理动力学督导中，督导师通常不会通过语音或视频与来访者直接进行交流。来访者在督导中总是缺席的，来访者会借助自己、治疗师和督导师，以及他们三者之间的无意识沟通交流，来"化身"于督导中。

治疗是一份了不起的工作。一个忧伤的、脆弱的人，找到了开始治疗的勇气，他开始相信治疗师会和他共同探索。现在有很多理论和假设都能帮助治疗师指导自身的临床工作，但心理疾病与躯体病症不同，心灵方面的连接是看不到的，它不是"膝盖骨到大腿骨之间的软组织"这种具现化的实体。例如：认为来访者处于"边缘性"的假设只能作为一种假设，不像外科医生知道"发炎的阑尾部分"在哪里，心理治疗师永远无法确定"海平面"之下的症结在哪里。是什么构成了一种解释——更别说是一种正确的解释了——都有着颇多争议。当然，督导师的工作也同样艰巨，治疗师的工作是让来访者表达出来访者自己还不知道的东西；督导师的工作是去检查这个治疗过程，并促使治疗师说出来访者迄今还不知道的事情——来访者的潜意识中藏着什么。如同治疗一样，也有一些理论假设和督导技术可以帮助督导师的工作，但区别是，督导的理论与技术都还尚未定型、没有被实证，也不具备明确的参考标准。

一个完整的督导模型，其本质是一段三角关系，因此属于俄狄浦斯期。由于督导工作中所固有的俄狄浦斯残留物，督导被称之为"致命的平等"（Mattinson，1981）。马丁森在一篇论文中首次提到了这一短语，"致命的平等"描述了督导师在开展督导工作时所遇到的困难。将一个三角形标记为"致命的平等"意味着此三角形是一个等边三角形，它的每个角度都相同，整齐划一、均匀规整，而不是相互"调谐"的。

这也就是马丁森所描述的困难——均匀整齐暗含着死亡或致命的打击(Bomford，1999)。来访者会在他与治疗师的关系间寻求一种"对称性"，以抵御对变化的恐惧。同样的，治疗师也会在他与督导师的关系间寻求一种"对称关系"，他的这种寻找既是"并行过程"的一部分，也是治疗师自己的防御。然而，如果在督导或治疗关系的任何一段中被允许发展出了"对称性"，那么这段关系便会出现动力不足，导致关系的停滞或死亡。

马丁森的致命平等三角详细说明了督导师在提供督导时所遇到的困难。令人困惑的是，与案例工作讨论组相比，在这种情况下的督导师要显得更加脆弱。马丁森通过对这组督导师的观察得出结论，脆弱在于督导中的"俄狄浦斯情结"。然而，马丁森在督导工作中所观察到的困难似乎也与治疗师提交治疗工作时所经历到的困难密切相关。我把它们列举如下，从问题最少的开始，到问题最多的结束。

- 介绍临床评估的细节；
- 描述治疗过程；
- 说明来访者对被督导者的移情；
- 陈述来访者所说的话；
- 陈述被督导者的解释性意见；
- 通过对来访者陈述的反思，来评估这些（评估、解释性意见）的有效性。

前两个相对容易做到；若要使后4个在督导工作中展现出来，就需要有更多的信任和技能。正是缘于上述这些互动，才能够让缺席的来访者在督导中展开沟通交流。这样做的过程中一定是会存在困难的，即便是让被督导者陈述治疗工作的会谈记录，也有其困难。从陈述治疗会谈的记录中可以发现，被督导者和来访者之间的亲密程度越高，在督导中描述出来的难度就越大，来访者或被督导者的防御试图使关系的部分对称。被督导者的工作是使自己与来访者的关系走向不对称；督导师的工作是使被督导者和来访者之间的关系走向不对称。正是在这种对移情的理解和解释，以及巧妙地运用反移情的过程中，治疗师和督导师学到了协助治疗和督导过程所需的主要技能。虽然督导必须集中于这一三人活动——督导师、被督导者和来访者，但也必须积极地与督导师和被督导者之间所形成的移情一起工作。在督导师督导成熟的治疗师时，这种移情的质量变得更加复杂，因为被督导者与前任治疗师之间的尚未解决的移情问题，可能会显著影响到他与现任督导师间的移情关系。在被督导者自己的个人体验中可能被保守的秘密，也会在被督导者的临床工作中体现出来，并进而反映在他的督导工作中，这些都会分散他对自己的临床工作和督导工作的专注力。督导的魅力在于发现、帮助被督导者理解（和解决）这些移情，并让来访者在督导中"开口说话"。

　　弗洛伊德的早期精神结构模型是由自我、本我和超我组成的三角形，构成了对整体或部分客体进行投射的基础。它们之间的关系，可能囊括从各个"三角模型"之间的神经质的谈判到导致混乱的全面战争，不一而足。因此，"致命的平等"督导三角形实际上包括了由图1.1所示的来访者（P）、被督导者（T）和督导师（S）的心理所构成的三个"三

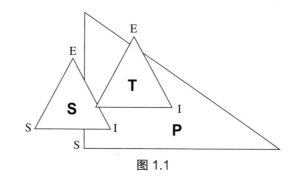

图 1.1

角形"。

每一个"三角形"都包含自我(Ego)、本我(Id)和超我(Super-ego)三个点,"三角形 T"(治疗师)和"三角形 S"(督导师)相互重叠,且两者都与"三角形 P"(来访者)有一定的关系,但这些"三角形"并没有被完全限制在比它们更大的"三角形"内,这代表了被督导者和督导师的心理具有独立性,具有更大的灵活性。

在治疗过程中,来访者可能会在意识层面进行辩护,并被动或主动地尝试与治疗师一起保持对称。治疗的工作是发现"无意识对意识行为进行非对称挑战"的方式。当自我、超我和本我相互冲突时,来访者的心理将发生扭曲。治疗师的工作是去理解这种体验如何通过移情来沟通的,从而使来访者理解和修改他的扭曲,使蜕变得以发生。

来访者心理的扭曲,反过来又被治疗师"扭曲但更灵活"的心理所接受。来访者感受到了空间,因此治疗生效。如果治疗师不借助个人体验治疗自己而获得洞察力,或借助督导来控制自身的心理扭曲,那么他的治疗工作就会出现困境,治疗师心理的扭曲也会在临床工作中被来访者所注意到。换句话说,如果治疗师的自我遭受到太多来自本我或超我中无法控制的冲击所影响时,他的治疗工作就会出现困难。此时,尽管治疗师的心理保持着自由悬浮,但治疗工作会遭受来自来访者的心理防御。换句话说,如果治疗工作的效果良好,治疗师会试图在不破坏来访者防御系统的情况下修复其心理防御系统。督导师作为另一个自由悬浮的"三角形"进入治疗关系,但会受到来访者的心理防御以及(在较小程度上)被督导者心理防御的限制。督导师的工作与来访者—被督导者的关系中的扭曲有关,是为了使治疗师和来访者之间的关系较少地受到来访者心理防御的影响。督导师对所汇报的"治疗工作"保持这种自由悬浮的态度,这意味着他可以处理两个单独的个体(来访者和治疗师）以及一个整体（来访者与治疗师）的扭曲。

以下案例说明了这些想法。

　　一位训练有素、经验丰富的女性治疗师在接受督导之前做过大量的个体体验，她正在向一名男性督导师报告在某高等院校的临床工作。治疗师身材矮小，而她报告的一位年轻的女来访者身形高大，这位来访者曾因自我认同危机寻求心理治疗。在听取案例的过程中，督导师觉察到自己开始逐渐倾向一种极端沙文主义的立场——他在对这位女性被督导者进行说教。他认为治疗师在治疗中的大部分反应都是错的，而他需要纠正她。在接下来的督导中，他感到不舒服，并觉察到自己在做什么。他停止了说教，邀请这位被督导者跟他一起思考，希望能够了解到底发生了什么。他们发现了他扮演的是一位缺席的（来访者的）父亲的角色。实际上，他（父亲）正在对被督导者（扮演母亲）说："我不明白你为什么不能对女儿（来访者）更好些，你应该按照我说的来，听从我的指示去做，我还有更重要的事情去处理。"

在这个案例中，来访者最初很难保持平静与克制。她的自体是一片战区，似乎代表了一个不尽如人意的内在环境，这个环境中有一个卑微的女性和一个傲慢的男性。来访者的超我内化了严苛的父亲和受虐的母亲，她的生命中几乎没有什么好客体。她难以控制自己内心的冲突感。在治疗中，来访者把治疗师诋毁成一个懦弱且无能的母亲。治疗师没有看出这是来访者想要牢牢抓住治疗师的举措，也没能看出来访者退行回一个受到惊吓的孩子，治疗师只看到了一个横行霸道的恶棍。治疗师正常而灵活的自体，无法应对这位来访者的猛烈攻击所引发的强烈反移情，因此治疗师前来寻求督导。然而，她的督导师非但没能给她提供帮助，反而是以"欺负她"作为回应，督导师把治疗师看作是一个软弱且无能的工作伙伴。如果任由这种情况继续，来访者的需求就不会得到满足，而如果治疗师向这段类似于治疗期间的受欺压的经历屈服，她的需求也不会得到满足。因此，迫切需要督导师给出空间，来对督导中所发生的情况进行内在调查。

在这个短暂的空间中，需要调查事件有很多：它是因为督导师个人的病理部分而导致的么？为什么督导师会做出这样的反应？这是因为治疗师个人的病理部分而导致的么？为什么治疗师对来访者会有那样的反应？这是因为督导师和被督导者之间的移情所导致的吗？为什么督导师和被督导者会以那样的方式对待彼此？因为督导中发生的所有事情，并非一定都是并行过程的结果。

如果督导师继续放任自己的反应，而不是尝试着理解来访者混乱的内在世界，就可能会变得被动，并且被督导者可能会把自身的扭曲和尚未解决的内在冲突见诸行动。然而，通过将它们理解为来访者内在混乱的表现，就可以重新建立督导三角关系，使督导工作和治疗工作继续进行下去。

但是，这场激烈且困难的督导会谈，确实并非完全由于并行过程所引起的。因为连续几个月，在这位女性被督导者提交的两个类似的案例中，同样的困难一而再地出现。当她与第三位来访者的工作中又出现了类似困难时，督导师决定讨论这位被督导者对一定年龄范围内的年轻女性的反应方式。

她将这类案例提交给督导，可能意味着她想尝试去了解自己的一些情况。通过随后的讨论，这位女治疗师重新发现了一个"被比她大的女孩和其父亲欺负"的旧日恐惧。这些过往的事件已经在个人体验中得到过解决，但仍未被完全处理，因此在临床工作中又重新显现。

在来访者和治疗师身上看出病理部分相对容易，难的是让督导师理解自身的病理部分如何阻碍他的督导工作（也因此阻碍了治疗进程）。在本书的其他地方，我们将会讨论"督导之督导*"，讨论"致命的等边三角关系"所带来的困难，并关注督导师心理上可能的扭曲。

这是对督导时间的恰当利用吗？当然是，尽管可能在两三次督导会谈中来访者的需求被暂时放在一边，所有的注意力都集中在被督导者的情感世界上。督导师是否应该只需注意被督导者的困难之处，同时建议被督导者把她的困难部分带到其他地方（如个体治疗中）去处理？督导师是否应该坚持按照指导方针，制定一个单独的治疗合同，来为被督导者提供解决困难的空间？被督导者的困难可以通过对某些方面的病理化解释，或通过对训练方法或培训机构的怀疑来归因。然而，督导师任何想要暗示被督导者接受进一步治疗的建议，或对被督导者的个人治疗师或训练机构的诚信产生的怀疑，都应该被非常谨慎地对待。很有可能的情况是，现在恰好是督导师检查被督导者某些防御的合适时机，而这位督导师正好是最佳人选。主观比较其他的培训机构的是不恰当的，我们需要避免这样做。

除了在督导师或被督导者的"（个人）三角形"内出现的扭曲，还有一些影响可以掩盖来访者的扭曲，需要我们在治疗之前有效地抑制。热衷于在评估访谈中收集尽可能多的信息是一种了解事实的方法，但这也许并不可取。治疗师在评估访谈中的焦虑、不能被忽视的重要病理部分、与来访者的匹配度，都可能会导致来访者的声音被"淹没"。治疗

---

* 指督导师寻求更为资深的治疗师作为其督导师。——译者注

师可能会在无意识中防御了来访者所透露的某些内容，例如来访者对毒品的使用可能会让治疗师无法听到"来访者这样做"意味着什么，因为这触发了治疗师尚未解决的问题。矛盾的是，在督导方面，缺乏收集细节的做法同样可以掩盖来访者的扭曲。一些治疗师不重视澄清细节的态度，已在很多督导师那里得到了明确的证实。作为课程要求的一部分，在 WPF 心理咨询和心理治疗督导课程受训的学员，被要求督导另一位同班学员的治疗工作，并接受其他学员和教职人员的观摩。在某种程度上，由于这种练习会让学员焦虑，他们往往不会过问对方的工作细节。起初，督导搭档经常尝试在开场白中告知彼此，他们的哲学观是对称的——例如，他们都在从事心理动力学方面的工作——来缓解焦虑感。有时候，这样的做法会导致让他们听不出不对称性，如他们对待来访者的方式各不相同。在演示期间，学员们没有去询问一些小的细节，如：守时、着装是什么与着装的改变、费用的谈判方式和支付方式、来访者到达和离去的方式的改变。这时候一些简单的提问，诸如："发生了什么变化？""你收取了多少咨询费？""最近来访者到达和离去的方式有什么变化吗？"就可以让督导师充分掌握细节，使来访者在督导的时空中生动再现。

　　为保护来访者的隐私，有时学员会在督导中使用假名——这会损害来访者（在督导中）沟通的有效性。名字赋予身份，我们在幻想中对名字所表征的个体会有一个内在的意象。一部分原因来自我们以前所见到过的张三或李四，另一部分来自集体无意识。因此，有着犹太教或基督教信仰背景的督导师，与有着其他宗教信仰的督导师，在面对麦考斯、马修斯和玛丽斯等名字时感受到的意象会截然不同。名字是如何被称呼的？是全称、简称、绰号或一直用到成年期的乳名？这些都能给心理病理部分提供线索。在督导中，名字为了保护隐私而被改写，在不影响来访者与被督导者可能与名字"弗雷德"的无意识连接的情况下，"弗雷德"永远也不会被改为"哈利"。但是，如果被督导者或咨询机构坚持使用假名，那么督导师的任务之一就是要了解被督导者为什么选择用"弗雷德""哈利"来作为假名。

现以荣格向弗洛伊德寻求帮助的著名案例为例，萨宾娜·斯皮尔林（Sabina Spielrein）的案例被认为是第一次有记录的督导。在荣格首次报告这个案例时，他对女案主的身份采取了保密。他只把她描述成了一个"困难个案"，并且用其病理情况来"描绘"她。由于这种匿名性——也许荣格没有注意到——斯皮尔林所处困境的一个重要方面没有传达给弗洛伊德，这（匿名）很可能造成了来访者的挫败感，也是导致女案主写信给弗洛伊德（也就是"督导师"），请求直接进行咨询的原因之一。弗洛伊德至此才了解到，她是一个名为萨宾娜·斯皮尔林的"困难个案"。她的名字传达了另一个方面的信息，也是对她症状描述的另一种视角，因为"斯皮尔林"意味着"清白地玩耍（play clean）"。因为姓氏是她家族历史的一部分，也是她的故事的一部分，所以需要了解这个含义对萨宾娜和她的家庭意味着什么。正如荣格（1972:145）所说："我们的故事非常重要，它展示了人类的背景，并描绘了人类的苦难，只有在讲述故事的那个时刻，治疗才开始起作用"。在斯皮尔林给弗洛伊德写信时，其他当事人也参与进来并相互交换了信件。

从艾玛·荣格（Emma Jung）到斯皮尔林的父母，都曾警告过他们（荣格和斯宾娜）——荣格对她有性兴趣。他们要求与荣格面谈，荣格则回应道，如果他能以医生的身份获得报酬，那么就可以保证不与斯宾娜发生性行为；但如果他没有得到报酬的话，那么"我们将不得不把事情留给命运"。从这番言论过后，他们的丑闻便接踵而至。

是斯皮尔林太诱人吗？她是仅仅宣称要引诱她的治疗师吗？还是

真的付诸行动了？还是治疗师在耍花招，不把一切告诉督导师，并且在引诱来访者？斯皮尔林的父亲被描述为一个"被戴绿帽子"的男人，他会"闯进"妻子和长女的关系里，为了自己开心而体罚孩子（Kerr，1994），似乎他也不是个"完全清白"的"玩家"。所以，我们便有了一位来访者，她顶着含义为"清白地玩游戏"的家族姓氏，带着内心中一个受虐的小女孩进入治疗，然后无意识地参与了一场不清白的游戏。

在与弗洛伊德的通信中，荣格没有那么轻易地"坦白"。他没有告诉弗洛伊德斯皮尔林想和他生孩子的愿望，也没有告诉弗洛伊德她为这个孩子选择的名字是齐格弗里德（Siegfried：德国民间史诗尼贝龙根之歌中的英雄人物），这导致来访者通过督导进行沟通的努力陷入"沉默"。这证明，本章早些时候所提出的观点，即相比让督导师进入到治疗互动中，在督导中描绘出来访者的病情要容易得多。大多数治疗师在治疗中都有过这样或那样的尴尬经历，回到督导中后，他们要么觉得难以启齿，要么担心不被督导师允许，因此（在督导中）缄默了来访者的沟通交流，而这会阻碍他们对创造力和进步的渴望。

在荣格第一次写信给弗洛伊德讨论斯皮尔林时，他问弗洛伊德是否可以"宣泄情感"，即通过在感受或行为层面上重新体会被压抑的幻想，来缓解他自身夸大的情绪反应。这是一场有趣的交流，它表明了荣格从弗洛伊德那里寻求的不仅仅是帮助或建议，因为他使用了"宣泄情感"这个词——在早期，分析师的假设是只要说出（坦诚）某些东西，就能够充分影响心理治疗。"消解、修通"的假说是后来才提出的。

直到斯皮尔林的信件被发现，她才真正成为精神分析史上的一个"脚注"。当阅读荣格的作品《移情心理学》（*The Psychology of the Transference*，1954)时，我们发现书中并没有直接提到这段经历。然而，我们很难忽略行文间充斥着荣格与他的第一个病人的经历的感受。在这部作品中，荣格对移情的力量做了许多生动的评论，即他所称的分析方法的"阿尔法和欧米伽"。此书直接提到了督导工作，即使有时荣格的用语可能被认为是极端的——他写出了移情的力量，写出了来访者精神上的"压倒一切"的内容如何感染和吸引治疗师。荣格说，治疗师会觉得自己被迷住了，就像一只兔子被汽车前灯光束所笼罩，除非有人帮助，否则无法逃生。在荣格看来，当陷入一种强烈的移情关系时，丰富的治疗经验几乎没有什么意义了，因为这种移情关系是建立在相互无意识的基础上的。这对治疗师来说很危险，用荣格的话说"无意识'感染'带来了治愈的可能性，它不应该被低估，因为来访者的疾病可能转移给了治疗师"（1954:365）。

荣格在晚年再次回到可能被与斯皮尔林相遇所影响的主题上。在反思"受伤的治疗师"这一主题时，荣格认为，虽然治疗师有"被来访者的疾病所迷惑"的危险，但来访者也有"与治疗师的痛楚完全贴合"的危险（1972:156）。荣格建议，如果个人的临床经验不能够提供充分保护，那么所有治疗师都应该在整个职业生涯中拥有一位督导师。荣格把督导师称作"忏悔者"，这或许受他年轻时需要向弗洛伊德"宣泄情感"的经历影响。这意味着，荣格认为把治疗和督导分离成两种截然不同的活动，对来访者和治疗师都没有帮助。荣格把督导师称作为"忏悔者"，因为在他的心目中，督导远远超出了"质量控制、技术改进或提供不同视角"的功能。荣格推荐了"忏悔式督导"，以保护来访者不与治疗师的无意识共谋，也保护治疗师免于失去理智。

匈牙利模型让治疗师在个人体验师处寻求督导，并将来访者对他的影响带入到个人体验中。对匈牙利模型进行必要的改进，就要求督导过程中所包含的"关于来访者-被督导者的移情和反移情"，要与"被督导者-督导师之间的移情和反移情"一样多。作为一名治疗师，承认自己对来访者有色情、谋杀、仇恨的感受，或者更糟糕的对来访者漠不关心，这可能会带来痛苦。再一次引用荣格的话："当治疗师把他的人格包裹上防护盔甲时，其治疗起不到任何效果"（1972:155）。当治疗师因自身明显的错误和弱点遭受来自来访者的攻击时，此时的治疗也许是一种来自内心的力量，因为治疗师只有在受到影响时治疗才会生效。当这种并行过程出现在督导中时，它会让督导双方感觉很受迫害。被督导者可能会害怕受到督导师的评判；受过专业训练的被督导者可能会害怕受到专业能力上的质疑。好的督导可被理解为一种活动，督导双方能使用批判性判断的能力来理解来访者的材料，通过参考反移情，并运用自身的直觉，了解来访者如何影响被督导者。

心理动力学督导是指一个通过督导师和被督导者的共同幻想与缺席的来访者进行交流的空间。被督导者所带来的"来访者形象"是在与来访者的移情关系中创造出来的，此"来访者形象"又经由被督导者自己的培训经历、个人体验和生活阅历所修改，再通过在督导中所建立的移情及反移情关系被督导师"听到"。来访者所"说"的话将通过督导中的交流，再次被讨论和修改。"来访者形象"是在督导师和被督导者的内心中，以及在他们的空间中所产生的。督导师和被督导者都有可能成为来访者，二者都需要对来访者的福祉负责。这意味着，临床责任本质上是一种共担责任。

如果梦被理解为通往潜意识的"大道"，那么反移情就是一条通往潜意识的高速公路，它在与梦争夺进入潜意识的速度；并行过程是督导师走向来访者和被督导者的潜意识的滑道。在培训督导师的训练中，学员会花大量的时间研讨督导与治疗的区别。一些人认为，这种区别应该是明显的、外在的，他们试图通过社会活动来表现这种区分：一种试图确保二者区别的明显做法是在督导时喝杯咖啡，或者不对缺席的督导会谈收费；另一种做法依赖于"督导是成人与成人间关系"的想象。还有一些督导师，试图通过完全专注于被督导者所提交的临床材料来管理边界，他们只关心被督导者在专业上的表现。然而，这种只专注专业表现的做法，很容易让被督导者视作被虐待。上述所有这些态度都很容易抑制来访者的沟通，而三位参与者中的每一方都需要被倾听到。

　　所有接受过督导的人都会意识到自己在督导中的退行，"退行"意味着允许接收新事物，允许学习的发生。因此，督导师不可避免地需要考虑到被督导者心理的扭曲。我们花了将近四十年才将反移情看作是一种有效的工具，在瑟尔斯阐述了有关反移情的使用，以及督导师反应的情感价值的内容后，这种"督导可以与治疗分开进行"的观念依然存在。也许匈牙利学派的早期创始人是正确的，他们指出：治疗和督导之间的错误区分使督导工作变得贫乏，而成功的督导需要触碰到所有三位参与者的情感世界。

参考文献

Bomford, R. (1999) *The Symmetry of God*. London: Free Association Books.

Carotenuto, A. (1984) *A Secret Symmetry*. London: Routledge.

Ekstein, R. and Wallerstein, R. (1972) *The Teaching and Learning of Psychotherapy*. Madison, CT: International Universities Press, Inc.

Heimann, P. (1950) 'On counter-transference' in M. Tonnesmann (ed.) *About Children and Children No-Longer*. London: Routledge. pp. 73.

Jung C.G. (1954) *The Psychology of the Transference* (Collected works, 16). London: Routledge.

Jung, C.G. (1972) *Memories, Dreams, Reflections*. London: Fontana Books.

Kerr, J (1994). *A Most Dangerous Method*. London: Sinclair Stevenson.

Mattinson, J. (1981) *The Deadly Equal Triangle*. Northampton, MA and London: The Smith College School of Social Work and the Group of the Advancement of Psychotherapy in Social Work.

Searles, H.F. (1986) 'The informational value of the supervisor's emotional experiences', in *Collected Papers on Schizophrenia and Related Subjects*. London: Maresfield Library.

第 二 章

从治疗师到督导师的转变

玛丽·班克斯

如果没有知识，你能"开悟"并洞悉万事万物吗？

——初大告

把治疗师变身为督导师的这份工作复杂而迷人，因为这在很大程度上取决于治疗师的内在性格。同样，督导师的性格也必然在这一过程中影响重大。这就是为什么我的章节里会不可避免地包含了一些自我暴露——不仅仅包括我所要描述的治疗师接受的督导，还包括我自己及所秉持的独特理论体系及哲学立场。在对从事心理健康领域工作的人的性格调查中（Banks，1997），我发现这一行业往往对那些有治愈冲动性格的人更有吸引力。这种性格倾向产生的原因是多方面的，包括：通过认同对受伤者产生同理心；对全能自恋的需求；反向形成；利用工作作为来访者过渡性客体；努力解决俄狄浦斯冲突；以及将在本章节中详细阐述的其他特征。除了治疗师和督导师这两个重要因素外，另一个重要因素存在于复杂的关系网络中，经历了移情与反移情的发展。

能够与来访者进行治疗性合作，对治疗师而言是一份天赐的礼物。因此，通过督导中的讨论交流和案例分析，使治疗师成长为督导师，并见证他们的成长和发展，对我们来说是值得的。治疗师将成为督导师，指导自己的被督导者，这些被督导者将会证明他们工作的价值。将督导工作中所教授的内容，转换成与治疗师的个性和兴趣相匹配的脚本，是督导之本质。本章将探讨督导师在这个过程中如何管理督导任务。

每个人的过往都在影响着当下，若没有过去也就不会拥有未来。本章将要描述的是"一个督导师诞生的故事"，它讲述的是从来访者到治疗师再到一名督导师的成长发展经历。

每位来访者都是自己生命故事的中心人物。在他的故事中，我们其他所有人，无论是来访者的朋友、伴侣、亲戚、治疗师还是督导师，都是故事中重要的配角。治疗师、督导师的角色，与故事中其他角色之间的重要区别在于：首先，这些专业人士与来访者的日常生活保持着一定的距离，但事实上督导师也许并没有意识到这一点；其次，专业人士为了培养良好的治疗关系，参加过相关的专业培训与个人体验，因此他有一座"充满智慧的沉思之岛"（Sterba，1934:124）。这座岛从督导师传递给治疗师，再依次传递，最后来到了来访者这里，之后它的影响逐渐外扩，扩散到故事中的其他角色身上，并再次以一种相互作用的方式，折返至督导师身上。专业人士不会编写剧本，但斯特巴（Sterba）假设，通过对关系的精神分析式的诠释，专业人士可以帮助来访者理解自己，理解其在过往历史中所扮演的角色。对关系进行分析的益处，是能促进来访者朝向自身的理解与接纳。能够提供这座"沉思之岛"的专业人士，需要经历多年的训练、个人体验，以及经历无数次的共情、直觉、好奇心和自我认知等持续不断的"浸泡"，这些都是构成治疗师"洞察万物"能力的核心要素。在这个基础上，再通过更为正式的理论学习等外部因素，强化其专业性，产生支持或质疑治疗构想的可能。

作为心理治疗师，我们与呈现出的场景一同工作，尝试着挖掘这段慢慢展开的剧情。通过沉浸其中，观察我们对它的反应，以跟随"剧情"的发展。我们尝试把反移情作为仆人而不是主人（Segal，1981），并利用反移情作为检测和最终解释的工具。每个人对所督导的来访者都有独特的反应，这些反应进而延伸给被督导者，这都源自我们自己的精神病理学背景和独特的个人经历（Banks，1997）。我们都把"自我"作为与来访者合作的主要工具。

奉献"自我"是复杂的，它可被比作为医生开具的药方。弗洛伊德说："这不是一句现代格言，而是医生们的一个古老说法——这些疾病不是靠着药物治愈的，而是依靠医生，即医生的性格在很大程度上通过药物对治疗施加了一层精神影响"（1905:259）。这种观点也得到过巴林特的支持："最常用的药物是全科医生本人，也就是说，重要的不仅是一瓶药，还有医生给来访者'服药'的方式——实际上，整个给药的过程和氛围都很重要"（1957:1）。心理治疗师的性格决定了他们如何给出自我，以及能给出多少。培训的背后是人、是原材料、是我们的本质、是能够给予什么和不能给予什么。在给出自我的过程中，我们利用融合与分离的体验来理解并区分另一个人的独特之处。来访者提供的一些故事可能会被遗漏，但重要的是，若听者（治疗师、督导师）没有同理心，也可能会把来访者的故事漏掉。与所有戏剧一样，观众对角色的认同能够使他们参与到剧情之中，成为其中的一部分，同时又能够与剧情保持一定的距离。换句话说，只有那些对苦难有着深入了解的人，才有能力让自己浸泡在他人的苦难当中。

斯坦（Stein，1984）很好地描述了荣格关于治疗工作的概念："'给药'是通过移情或反移情过程进行的……是用一些仪式，甚至做出一些强烈的共情性解释"（1984:78）。斯坦将当前的"相互认同、投射性认同和内向性投射"等精神分析概念与萨满教派系的各个方面进行了比较——我当时正在从事一项关于精神卫生从业者人格中的无意识因素的研究项目（Banks，1997），斯坦的这种比较为我提供了一个有用的隐喻。通过将"自我"沉浸在所有治疗师的"共享世界"中，我对治疗师的治疗过程及问题都有了更加深刻的理解。接下来，我将展示有哪些因素会帮助或阻碍治疗师朝向督导师的发展。

我所研究的治疗师，都在被他们自身的过往历史所驱动——正如萨满教传统一样，他们似乎也受自身过往的历史所驱使。作为专业培训和个人发展的一部分，在精神分析框架下工作的我们，已经以来访者的身份进入精神分析或心理治疗领域，并在尝试着控制自身的内在冲突。弗洛伊德（1900）通过对自己密切的观察，为我们提供了一个优秀的榜样，他随后在其著作中对这段"自我观察"过程进行了描述。但是他也觉察到了克服痛苦过程中的一些危险因素："像我这样，召唤出栖息在人类的胸腔之中的半成形恶魔中最邪恶的一个，并尝试与它搏斗的人——没有人能够毫发无伤。"

治疗师共享的世界

在世界上的一些地方，萨满被认为是最早的心理治疗师。尽管今天已有了越来越多关于人类不快乐的原因的科学知识，萨满仍然被看作是心理治疗师的"同行"。

妮妮安·斯玛特（Ninian Smart，1969）对萨满的描述很有趣：在部落社会中，萨满与牧师和医生一样有着特殊的职业地位，他们被认为拥有"能使人快乐的礼物"，能够与"灵魂世界"进行交流。萨满经过严苛的训练，包括长期的自律和冥想，他们能够"权威地谈论灵魂世界，似乎已经去过那边一次了似的"（1969:59）。相关的人类学研究及（Eliade，1964）洛梅尔（Lommel，1967）揭示：准备成为萨满的人经历并克服过剧烈的痛苦或严重的疾病，他们借助这段经历浴火重生，并用此疗愈他人，"萨满在现在或曾经都是一位来访者，在各方面都处于弱势，他是以一个错误的起点开启人生的人"（Lommel，1967:32）。洛梅尔还说："准备成为萨满的人，如果没有通过这些心灵上的疾苦达到精神上的重生，那结果不是精神错乱就是肉体死亡"。

　　传统上，印度修行者也同样是从内在体验中获得自身的力量和权威，他们的力量来自苦行，比如盘坐在正午烈日之下，周围是熊熊燃烧的烈火，"自我抑制的热量"会导致一种"……幻象或解脱的感受，这意味着新知识的诞生，而知识就是力量。"（Smart，1977:41）在这场苦行中，印度修行者达到了一种出神之态，并与火焰"融合"。

　　每类神秘主义都会赋予探索者一种独特的意义。尽管在外在表现和思想上存有差异，但我们仍然可以相信他们都经历过一个相似的"内在之光"。在老子所著的《道德经》（1937:45）中，集中体现了这种神秘主义自我探索的核心，以及随之而来的对他人的理解。《道德经》中写着：

> 知人者智，自知者明。
>
> 胜人者有力，自胜者强。
>
> 知足者富，强行者有志。
>
> 不失其所者久，死而不亡者寿。

　　韩非子在《道德经》中对此进行了解释："志之难也，不在人胜，在自胜。故曰：自胜之谓强"。

在神秘主义者的天性中，以及在接受神秘主义者的社会中，都有一种所谓的对精神分析师的无意识的崇敬。人们期待神秘主义者和他的追随者会无条件地把自己交托给某个过程。反过来，神秘主义者的语言也不会受制于治疗过程的影响。

荣格（1946）明确地采用了萨满教的治疗模式，他认为治疗师需要对来访者的疾病"易感"（即与之融合）。他将这描述为"无意识地感染"，来访者的疾病激起了治疗师自身潜在的冲突，这份痛苦会促使治疗师找出来访者痛苦的原因。

社会公众给阅历资深的治疗师赋予了一种权威——仰视这些治疗师，并尊重他们在其共享文化中的地位。我们面临的问题是，在一个并不总是尊重治疗师的社会中，初露头角的督导师（治疗师）如何才能够找到自己作为导师的权威。

在一片自由的空间中为自己思考

对治疗二人组而言，督导不可避免会是一种入侵。在治疗二人组中，督导可能是受欢迎的，也可能是遭排斥的。从来访者的角度来看，尽管他在意识层不知道督导师的存在，但其希望独占治疗师的意愿完全呼应了希望能停留在前俄狄浦斯期（二人世界）的愿望。那些与来访者的这个愿望相共谋，将督导视为一种入侵而心怀怨恨的治疗师，可能会发现很难在治疗的过程中考虑或做到坚定地面对来访者。此外，对于那些秉持生物医学模式的人来说——比如医生——他们的学科旨在通过等级结构实现专业自治，参加督导好像会降低自身的地位，似乎自己将永远是个学徒。然而，重视人本身而不屈从权威的观念是现代心理治疗的核心。因此，其督导的结构可逐渐由金字塔式的层级结构，转变为一个有多种可能性的矩阵结构——即允许同事之间进行工作讨论，每位参与者都有宝贵的贡献。作为对一个人个性的补充，识别、调整和巩固所感知到的外在事物的体验，产生了"平等会谈"的想法。那么，对于被督导者来说，他们的任务就是在督导关系中发挥自己的作用，诚实地讲述自己的临床工作，接受督导师的想法，而不是把拥有"无所不知"能力的愿望投射到督导师身上，这种"全能感的投射"可能会导致其通过模仿和死记硬背的方式来学习。

萨满有自己的哲学，并以此作为自身工作的指导；精神分析提供了一套人格理论，这套理论具有内在的精神现实性和外在的共享现实性，具有一套精神分析理论技能。这就是精神分析的"学问"——通过对个体的探索发展而来，但建立在早期精神分析师所提供的研究基础上。精神分析并没有给出一套哲学体系，要求它的实践者必须信奉。1949年，有一位叫保拉·海曼（Paula Heimann）的精神分析师描述了一个对想要在分析领域有所作为的人来说尤其重要的概念："精神分析师在分析情境中对来访者的情感反应，是他工作中最重要的工具之一；精神分析师的反移情是探索来访者潜意识的一种手段"（1989:74）。

因此，如同心理治疗或精神分析一样，督导发生在一个自由的空间中，治疗师可以在他所在机构所批准的从业人员名单中做出选择。选择的督导师在一定程度上为治疗师未来的职业认同奠定了基础，现代心理治疗督导师认为，探索与创造是一个人最初精神分析文化蓝图中的一个重要因素，这对治疗师而言是真实的。

在疗愈者的共享世界中，有些概念将古今联系了起来。这些概念包括：严格的训练；被寻求治愈的人赋予权威；以及一种职业使命感——因为他们都有未满足的需要，所以选择投身这项工作；他们都有能力与来访者产生共鸣，但也都有能力做到不被卷入。

　　与萨满教不同的是，在当代的精神分析流派中，治疗师的工作是把自己从来访者强加给他们的权威身份和无所不能的投射中抽离出来。我们必须努力地思考那些我们并不总是知道的事情。但在某种程度上，理想治疗师的形象能在老子的《道德经》中找到："知其雄，守其雌，为天下溪；为天下溪，常德不离，复归于婴儿。知其白，守其黑，为天下式；为天下式，常德不忒，复归于无极。知其荣，守其辱，为天下谷；为天下谷，常德乃足，复归于朴。"

　　在我对治疗师人格的反思中，我发现老子的话语和当代治疗实践之间具有某种联系，它们都存在于对立的两极之间——无所不能或无能为力，施虐狂或受虐狂，亲密或疏远，男性阳刚或女性阴柔。借鉴中国哲学阴阳互补之理论，两种知识形式共同提供了一种类似阴阳两极的动态张力。在阴阳两极之间，生命如实如是。作为心理治疗师，我们寻求整合，或在这些对立两极之间寻求一片空间。在这个空间中，我们可以找到作为人的能动性、主体性，甚至是创造力。

治愈冲动和治疗师的性格

　　比昂（1990）关于"容器母亲"的概念取自母亲用遐想来容纳和回应婴儿的交流；温尼科特（1965）关于母亲的概念认同母亲在婴儿自我发展的早期阶段给予其"抱持"，这被认为是只在生命最初时才具有的潜力。这两个关于母亲的概念是心理治疗师倾听并试图理解来访者的沟通的两种模式，对那些实践它们的人来说都是很让人满意的，但也可能是压力的来源。我们都能够识别出特定的、可能引发我们内在自体不和谐的"困难"，比如：包含着自身的感受和反应的投射机制；消极的或者积极的移情与反移情的发展。康拉德（Konrad，1975）在他的书中提出了一个精神病学社会工作者对其来访者的看法："我为什么要背负这些被抛弃的人？"

也许所有具有治愈冲动的人都会被苦难所吸引，我们是否确实与来访者进行了投射性认同，识别出了来访者身上的"弃儿"，通过照顾他们来照顾自己内心那些痛苦的"弃儿"？这样做时，我们是否也可能把自己代入到"弃儿"之列。在给予者（治疗师）和接受者（来访者）之间存在着一种特殊的伙伴关系，这种关系不是建立在"单方面给予"的利他主义之上，而是建立在"相互接受"的心理满足感之上。治疗师似乎可以从治疗中成熟起来，并在与来访者的合作中获益，治疗师也可以选择一个治疗方向和实践方法，以减少自己的紧张。谢弗将治疗的负面影响概括如下：

> 无论如何，精神分析师面对的诱惑是利用分析工作来获得原本无法获得的满足感，以支持他摇摇欲坠的防御，并增强浮夸的幻想；是去利用被分析者，而不是为了被分析者而工作。在精神分析中，被分析者所面临的风险取决于精神分析师这方面非中立违规行为的频率和程度！

弗洛伊德（1930）认为，若能给予选择的自由，我们都可以精准地选择出自己的工作领域，因为它代表了我们固有驱力的升华。很显然，如果是这样的话，那么我们作为"受伤的疗愈者"所选择的"治疗他人"的任务几乎是不可能完成的，除非我们具有高度的自我觉察。治疗师需要具有治疗技术，能够自我理解，才能积极地利用这份"固有驱力的升华"，这对来访者和治疗师自身都有好处。

在作为一名治疗师，以及作为其他治疗师的督导师的工作中，我被治疗师身上一系列人格特质所震撼，这些特质似乎非常普遍。其中最主要的是对无所不能的自恋的需求及解决俄狄浦斯冲突的斗争。其他还包括：尝试修复受损的内在母亲形象；对受伤来访者进行认同；反向形成；试图控制个体冲突；将工作和来访者作为过渡性客体；施虐与受虐；拯救与补偿；权力与控制。在接下来的篇章中，我将对其中的一些性格特质进行系统的探索，以便塑造出治疗师的个性。

对全能自恋的需要

费尼切尔（Fenichel）证实了这一观点"精神分析师可能会出于某种无意识目的，自私地利用与来访者的关系来缓解焦虑、满足自恋需求、缓解内心冲突"（1982:27）。换句话说，来访者可能会被那些寻找全能自恋的治疗师所利用（或被虐待），作为治疗师的镜像自体客体或理想化自体客体（Kohut, 1971）。自恋的治疗师寻求（实际上是执着）的是一个镜像自体客体，这个自体客体能提供共情和赞赏的反应，来确认治疗师的自体感。

虽然在精神卫生方面的许多创造性工作在于通过认同以对受伤来访者产生共情，但这样的做法也可能存在问题。科胡特（1971）将他的自恋障碍模型围绕着"自体"这一概念展开：当婴儿作为一个蹒跚学步的小孩，达到了个体化水平或与母亲相分离时，他的"自体"就被认为已经有了坚实性。温尼科特（1965）创建了人类心理发展的模型，认为该模型基于一个自我概念，自我是在婴儿期的有力环境中从婴儿-母亲的融合中浮现出来的，在其中母亲镜映了婴儿主观体验到的存在。当治疗关系中的自体（来访者）与客体（治疗师）之间的镜像破裂时，最坏的结果可能是来访者的病理重现，或者来访者也许只是停止治疗。

四十多岁的 S 女士是一位被督导者，她在处理来访者的消极移情方面遇到了相当大的困难。所以，尽管她的治疗过程令人惬意，但结果往往不令人满意，且缺乏实质性内容。在督导中，她的脸上常常表现出一种好奇、警觉的表情，好像怀着极大的期待在等待我（督导师）的积极回应，我发现这让我很不悦。她好像想要让我去崇拜、助长她的自恋。在督导关系中，我们必须要比平时更加彻底地洞察到她的心理问题。这样做是因为我们发现她的来访者在治疗中只能走到这个位置，然后便会终止治疗。她把这体验成为一种自恋受损。

这个结果似乎缘于一项未能探索的消极移情，而消极移情本身就是这位治疗师对一种"对舒适区的入侵"的排斥。似乎在她所有的关系中，都有着"母亲"对她的期望，都在重复着没能从母亲那里得到"镜映"认同的经历。可能是我们共同努力的结果，她又回到了个人体验中继续治疗。

通过与自恋性格的人共事，我敏锐地有了一些发现。这些发现也得到了科恩伯格的证实，他认为具有自恋性格的人"尽管非常渴望得到他人的认可和赞美，但对他人明显缺乏兴趣和同情心（1967:635）。他们所认同的理想化自体和理想化客体是如此之夸大，以至于他们只认识他们自己"。科恩伯格还提出，"自恋性格的人对自己的身份感到空虚和困惑"。

在这个例子中，我的被督导者 A 女士，三十多岁，以健康和创造性的方式掌握了临床技术的所有概念，并严格履行了精神分析法规定的治疗职责。她仿佛希望得到我对她毫无保留的认可，进而得到来访者对她的认可。然而，随着时间的推移，我意识到她对她的来访者没有感情——无论是反感、爱、还是任何形式的移情反应，这些对她而言似乎都是没有区别。我发现这让人不安，让我感到空虚和寒冷，我想这是她内心世界的一个反应。我表明了我的震惊，并且也借此表达出我的担忧：她的一个基本的治疗工具——反移情——是缺失的。她的确成了一名督导师，但最终发现她适合的是学术领域，她似乎把学术工作当作一种静态的、可预测的文本——在与不同事物的相遇之间，动力既不会增长，也不会改变。她只看到了什么对她而言是感兴趣的，这似乎表明她正在退回到一种二元关系（即她与文本的关系），以加强她的自恋镜像的力量，避免陷入俄狄浦斯困境。

两位治疗师都把来访者视为理想化自体客体。在第一个例子中，作为督导师我也被这样对待。瑟尔斯（1965）将这种现象称为"皮革马利翁情结"：作为自身临床治疗的工作结果，治疗师对其来访者的发展感到满意，就好像来访者是治疗师的自恋延伸。因此，来访者就像自恋治疗师的一面镜子。哈默（Hammer, 1972）和拉普尔·德·格鲁特（Lampl-de-Groot, 1954）认为，自恋的治疗师对自己的过高评价是一种对自卑的防御，是一种对自恋受损的补偿。自恋的治疗师倾向于培养积极的移情，以确保来访者对他们的持续崇拜。他们所拥有的无所不能的地位，在很大程度上归功于来访者对他们的理想化和崇拜——就好像他们真的是圣人一样。这对于具有自恋性格的督导师来说也是危险的，因为尽管督导师对被督导者身上真正的进步感到满意是正常的，并且接受自身在督导中的所起到的作用也是健康的，但自恋性格的督导师可能会扼杀被督导者独立思考的能力，而且这一点是他所看不见的。治疗师和督导师的假性自体善于让来访者和被督导者感觉舒服，但同时可能也不会注意到他们（来访者和被督导者）在工作中缺乏活力。

在他们的需求被镜映时，那些有自恋症状的治疗师和督导师会无休止地满足来访者或被督导者的要求。督导中的洞察力不可避免会引发被督导者的痛苦感受。但督导师的工作就是不要对被督导者的工作表现有所保留，而是要给予他们充分的鼓励和共情，以使让他们不再留下进一步的自恋创伤。相反，自体发展良好的被督导者是能够忍受自身并非无所不能的事实的，并且能够从错误中学习。

冲突

与上述"自恋的二元关系"相反，俄狄浦斯情结讲述了三元关系的心理体验，以及在选择和操纵三元关系中的一个或另一个人时所涉及的冲突。俄狄浦斯固着是一个发展阶段，如果得不到解决，可能会对心理治疗领域从业者们产生影响。

在前面的案例中，两位治疗师似乎都没有以令人满意的方式解决自我认同问题。S 女士仍在做治疗师。她努力地通过督导和个人体验来触及内在权威。另一位治疗师 A 女士无法将感受的差异（包括性别差异）融入内在，最终退出了这一行。

社会化进程鼓励那些能够与社会文化相符合的性别刻板印象行为。尽管一些性别刻板观念正在逐渐改变，但我们的社会仍然倾向于期望女性在情感上是开放的、有教养的，而男性在情感上是压抑的、自信的和人际疏远的。治疗师通常被认为是发展了自身性格中所谓的"女性特征"的人，正如艾森多弗尔（Eisendorfer）所说："'有进攻性的男性倾向'必须服从于这种能够倾听和理解的被动性"（1959:375）。然而，如果一个人同时拥有"男性化"和"女性化"的特质，或换句话说拥有阴阳之间的空间，那么这个人可能会被认为是更加完整的。

在对治疗师性格的研究中，我发现了一个倾向——未能解决俄狄浦斯期冲突的治疗师，更倾向于紧密认同具有支持性的母亲，而不是具有挑战性的父亲。尽管恋母情结可能被认为是不好的，只要这些治疗师能够慢慢克服起源于俄狄浦斯发展阶段的一些限制性问题，他们的这种性格也可以被视为具备一定的优势。

在我们的社会中，那些拥有母亲特质的女性被认为是正常的，她们非常适合治疗师这个职业。同样，在治疗关系中所需要的"权威"，通常被视作为男性特质。明智地运用这两种特质是作为一名治疗师的良好品质，当一个人同时拥有了这两种特质，他可以被看作是拥有了治愈来访者的有力工具。在俄狄浦斯期固着的男女可能需要利用治疗师的身份来整合相互冲突的性别认同，在临床治疗工作中与同理心维度一起，计算出所需的权威维度。

弗洛伊德认为，男性来访者的核心情结是要以男性的方式反抗父亲。当男性被督导者在向女性督导师的移情过程中遭遇到困难时，他可能会将这位女性督导师视作为不得不反抗的父亲。分裂也可以在俄狄浦斯情结中发展，例如，督导师可以成为喂养孩子（被督导者）的母亲，这种情况下，被督导者可能会把他的个人体验师或其他的督导师视为父亲，当孩子（被督导者）对母亲有强烈的欲望时，父亲应该离开。

我们作为督导师的权威，在很大程度上取决于我们如何处理在督导中发展起来的无意识的、不可避免的移情关系。然而，权威并不仅只在我们自己这方，被督导者也必须处理与来访者关系中的移情。督导师不是石头做的，所以当督导师的权威遭到被督导者的挑战时，会引发督导师的焦虑。然而，意识到这种焦虑有助于克服它。作为督导师，应该拥有一个足够好的"母亲"来哺育我们，同时也要有一位足够有力的"父亲"来约束我们。

我想到了一个例子，一位男性被督导者为了挑战我的权威，不断要求与我竞争。无论我提出什么，他都表示他已经想到过了，或是他会给出另外一种与我的分析方法不一致的工作方式。他非常需要我的帮助，但在很长一段时间内，他又几乎不承认我的贡献。有一次，我提高了收费，他甚至故意以一种特别敌对的态度告诉我，他的收费比我还高！这位被督导者似乎在攻击我及我的工作方式，我对这位治疗师的冲动是：我想用我的愤怒和焦虑来回应，我被卷入采取一种更加专制的立场，而不是我通常的更令人舒适的姿态。

这个例子说明了具有俄狄浦斯情结的被督导者，既有对我作为权威的反抗，也有对我作为权威的挑战。在他的移情中，我成了他父亲一般权威的角色，就像被督导者之于他的来访者那样。通过了解这些动力，我能够容纳被督导者表现出来的压倒性焦虑，并缓和我的专制冲动，从而释放和平衡了一种强而有力的哺育力量。因为我们之间关系允许了一种可能，即被督导者同时有对父亲和母亲的认同，被督导者与他的来访者之间的关系质量也得到了改善。

治疗师的其他倾向

正如我已经说过的，治疗师还有几种其他倾向。回到"戏剧"的比喻上，治疗师们可以被视为"临时演员"。然而，倘若没有这些"临时演员"的支持，其余演员的阵容将会苍白无力。因此，我会简要介绍一些性格特质，这有助于增加我们对治疗师性格的了解。

治疗工作的主要内容之一是"好奇心"。好奇心对于理解他人和理解自己都必不可少，没有好奇心，我们就不会有"戏剧"。好奇心会导致具有冲突的亲密关系，通常来说，心理治疗师之所以被这一职业所吸引，就是因为渴望亲密和害怕亲密之间的张力。以 S 女士为例，S 她会密切关注着每一段关系中自己所渴望的亲密，而 A 女士则无论如何也不能容忍这种亲密。

S女士似乎在安抚那些与她接触的人，这些人就像她的"镜子"一样。那么，这是否构成了一种殉道或者说是受虐，是一种变相施虐的温床，还是将其合理化为一种宽容的态度？"希望与生病的人相处"似乎有一种受虐的元素，正如我之前所说，萨满教巫师借此使自己处于危险之中。荣格（1946）所描述的"精神感染"可以激活治疗师自己潜在的冲突。根据治疗师所受攻击的严重程度和治疗师自身精神免疫系统的效力，决定"精神感染"的结果对他们来说有利还是不利。另一方面，我可以说，A女士以自虐的方式破坏了自己的治疗工作，也许是因为其俄狄浦斯期对攻击母亲的内疚感。

在受虐狂的角色剧本中，存在着一个"拯救者"。琼斯（Jones，1951）在谈到男性治疗师时提出了这样的理论，即"拯救母亲"的愿望是从俄狄浦斯期（恋母情结）演变而来的，是选择治疗师职业的一个强烈动机。治愈来访者似乎吸引了具有强烈"修复"需要的人，这表明这个人的生活中可能缺乏个人融合，导致他寻求治疗这个职业，以修复或拯救其来访者。"拯救"和"赔偿"是紧密相关的，格林森（Greenson，1966）将两者联系在一起，他警告说，临床治疗师潜意识中想要赔偿的动力会导致"拯救"的冲动，并会在其所有客体关系中都表现出自虐的行为。值得注意的是，"拯救幻想"与"未解决的自恋需求"之间有着特殊的联系。

我想强调的最后一个性格倾向是"权力问题"，我认为这是对自恋创伤的一种补偿。权力斗争不可避免会进入咨询室里的人际互动中，因为对权力的渴望可能是想要成为一名治疗师的愿望的根源。倾听和理解他人的能力来自反思，而反思来自会谈中来来回回的对话。弗洛伊德（1905）将精神分析师比作雕塑家，将来访者比作"原材料"，这一比喻明确地引用了权力动机的概念。正如我在谈及圣人时所说过的"知识就是力量",这也同样适用于现代心理治疗师。事实上我的观点是,A女士对来访者和督导师的同情心缺乏,也与她的权力需要有关,而这反过来又扭曲了她对来访者的治疗和督导工作的进行。早期全能化的幻想源于那时的无能为力和脆弱,在把一个人吸引到"强大并能控制他人"的职业中时,这种无所不能的幻想起着核心作用。力量是一个贯穿一切的主题,可以追溯到前辈治疗师的工作方式,据说它曾产生过神奇的转变。

我所描述的这些性格特征,在某种程度上都存在于所有人身上。我们必须充分意识到这些性格特征,使它们为我们工作,而不是与我们作对。矛盾的是,不是督导师的S女士,要比是督导师的A女士更有潜力从事此类工作,并且前者(S女士)回到个人体验中重新接受分析,后者(A女士)只参加了最低限度的治疗!正如我们所看到的,治疗师使用的主要工具是他自己,这时治疗和督导就与他们的个人扭曲感有关。也就引入了一个高度不可预测的因素(个人扭曲),即使案例中的两位女士都接受过长期且严格的培训。

转变……

我用了"戏剧(play)"的这个比喻,但或许"游戏(play)"这个概念提供了一个关键,它将萨满把治疗能力概念化下的神奇转变,与现代精神分析治疗师对来访者-治疗师之间的沟通理解联系起来,这些沟通理解发生在他们之间的潜在空间中(Winnicott,1971)。在这个空间中,"转变"可能会发生,因为治疗师和来访者相互倾听、识别和理解对方的沟通,但在此沟通中也增添他们个人的理解和意图。看待该情况的一种方式可能是:来访者和治疗师,或治疗师和督导,通过在沟通中把

"我"的方面和"非我"的方面联系起来。正如马里昂·米尔纳（Marion Milner）在1957年所说，这是儿童玩耍的创造性的一面，在不熟悉的地方看到熟悉的事物，这是孩子对世界的创造，也是成年人之间一种有意义的沟通方式：

> 体内的古老诗人为我们创造外部世界的那些日子，他们通过在陌生中寻找熟悉——这些时刻也许已被大多数人所遗忘；或许因为这太像是对神的造访，而不能与日常思考并列登场，因此被保存在记忆深处的某个秘密的地方。

当参观剧院时，我们会看到一个充满魔力的大舞台。幻想与现实在其中交织，我们把自己的解读放在演员传达的东西上。据温尼科特（1971）的说法，魔术起源于孩子对母亲的信任。在给予适当鼓励的情况下，这种（孩子般的）信任或参与度，就会扩展到我们参与的所有"戏剧"中。

"舞蹈的目的不是结束，舞蹈的目标是跳舞"

督导是一种间接的相遇。给督导师的脚本是来访者与治疗师编辑过的，而督导的艺术就是将可能已被编辑掉的部分纳入考虑。督导师是来访者的另一个声音，督导过程有关倾听、诉说那些可能没有被提及或听到的内容。因为督导师有时能在督导中听到来自来访者的无意识的交流，例如从被督导者的语气中。它就像是一场来访者在督导师面前的表演，似乎来访者有一小部分就在督导室内。此时，督导师可以作为来访者的拥护者（辩护人），帮治疗师建立起对来访者的同理心和认同感。

若必须通过中介来工作，就会像只能透过朦胧的玻璃来观察事物一样，也许会很令人恼火。督导工作有时会让我想到阅读战俘寄回家里的信，任何透露敌方信息的内容都已被删除。"烟幕"必须以一种良性的方式穿透，在这样做时，我又想到了那个关于"玩耍"的念头。督导中也存在治疗师对督导师的移情，因此在督导中反而要比在治疗中有更多的游戏（和斗争）。要使所提供的空间具有创造性，并且不破坏被督导者的潜能，取决于督导师承担责任和接纳成熟的能力。这类似于督导师"在把自己看作部落中的长老时，也能够允许其他人拥有自由"，并且只有当督导师对自己及自己的权威有安全感时，这种对他人的"允许"才会发生。毕竟，批评已存在的东西总是比原创要更加容易！在某些时候，成为一名督导师是一个自然而然的进程——是人生进入一个重要阶段所举行的一场仪式，而不是掌握一门病理学理论——因此，并非每个人都拥有成为督导师或治疗师的潜力。

督导师的角色可被比作祖父母，因为他会评估父母和孩子之间的关系，同时对双方有着认同和共情。好的祖父母的本质在于能够与两方同时沟通交流，也能够退一步思考。在汲取参与者的经验资源时不那么直接地参与其中，也拥有强大的反省沉思的能力。

然而，就像祖父母不是父母一样，督导师也不是治疗师。督导师必须要有一定程度的节制，比如督导师无权直接干预治疗师的精神病理学学习，但可以希望治疗师在发展出自己风格的同时，能从督导师的方式中汲取一些东西。

在受训成为一名督导师的过程中，我曾有过一些"转变"的时刻，这些转变都围绕我的两位督导师所采用的两种截然不同的风格展开。女性督导师用一种充满活力的做法，连接起来访者材料与相关概念；男性督导师对我很关心，让我感受到支持。在把他们的风格结合在一起时，我的转变发生了——我产生了一些具有创造性的且十分新颖的东西，这也是我经常痛苦地觉知到的内容。这是转变之于我的积极部分，但我也发现，有两个风格迥异的督导师可能会带来问题——作为被督导者的我会与其中一方强烈认同。而此时，"我"的这个部分可能已经让位于（对其中一方的）模拟和仿造，或让位于（对另一方的）分裂和反抗。只有借助于内在督导师（Casement，1988）的逐渐发展壮大，我才能够抓住并利用在自身"沉思之岛"找到的"实相"，进而影响和转变自己作为治疗师的临床工作方式。

作为治疗师，我鼓励来访者发展自己的理解；作为督导师，在被督导者发展出个人技能和个性时，我一定会予以支持。所有人都有独一无二的发展潜能，但就像从来访者到羽翼丰满的治疗师需要一段漫长的路程，想要从治疗师转变为督导师，会是一段更长的旅程。因此，通过如直觉开悟，逻辑和非逻辑思维结合等过程，发展和转变可以在真我中成长出来。这是"道"之道，也是我的首选哲学。老子说"其出弥远，其知弥少"，学习也是如此。舞蹈的目的是继续寻求知识；或用温尼科特的话说，通过"游戏"去探索世界吧。

参考文献

Balint. M. (1957) *The Doctor and His Patient and the Illness*. London: Pitman Publishing.

Banks, M. (1997) 'Unconscious factors in the personality of the healer: an exploration through the psychotherapeutic encounter'. Unpublished MA thesis, University of Hertfordshire.

Bion, W. (1990) 'Attacks on Linking', in *Second Thoughts, Selected Papers on Psychoanalysis*. London: Maresfield Library, pp. 93-109.

Casement, P. (1988) *On Learning from the Patient*. London: Routledge.

Ch'u ta-Kao (1937) *A New Translation of the Tao Tê Ching*. London: Lund Humphries.

Eisendorfer, A. (1959) 'The selection of candidates applying for psychoanalytic training', *Psychoanalytic Quarterly* 28: 374-378.

Eliade, M. (1964) *Shamanism, Archaic Techniques of Ecstasy*. New York: Bollingen.

Fenichel, O. (1982) *The Psychoanalytic Theory of Neuroses*. London: Routledge and Kegan Paul.

Freud, S. (1900) *The Interpretation of Dreams*, Standard Edition 4/5. London: The Hogarth Press.

Freud, S. (1901) *The Psychopathology of Everyday Life*, Standard Edition 6. London: The Hogarth Press.

Freud, S. (1905) *On Psychotherapy*, Standard Edition 7. London: The Hogarth Press, pp. 257-268.

Freud, S. (1930) *On Civilisation and its Discontents*, Standard Edition 21. London: The Hogarth Press.

Greenson, R. (1966) 'That "impossible" profession', *Journal of the American Psychoanalytic Association* 14(1): 9-27.

Hammer, M. (1972) *The Theory and Practice of Psychotherapy with Specific Disorders*. Springfield, IL: Charles C Thomas.

Hermann, P. (1989) 'About children and children-no-longer', in M. Tonnessmann (ed.), *Collected Papers of Paula Heimann 1942-1980* London: Tavistock/ Routledge. pp. 191-205.

Jones, E. (1913/1951) 'The God complex' in E. Jones (ed.), *Essays in Applied Psychoanalysis 2*. London: Hogarth Press, pp. 244-265.

Jung, C.G, (1946/1966) *The Psychology of the Transference*, Collected Works 16. New York: Princeton University Press.

Kernberg, O. (1967) 'Borderline personality organisation', *Journal of the American Psychoanalytic Association* 15(3): 641-685.

Kohut, H. (1971) *The Analysis of the Self*. New York: International University Press.

Konrad, G. (1975) *The Case Worker*. London: Huchinson & Co.

Lampl-de-Groot, J. (1954) 'Problems of Psycho-analytic training', *International Journal of PsychoAnalysis* 35 (2): 184-187.

Lommel, A. (1967) *Shamanism: The Beginnings of Art*. New York: Me Graw-Hill.

Mahoney, M. (1989) 'The Object of the Dance' in W. Dryden and L. Spurling (eds), *On Becoming a Psychotherapist*. London and New York: Routledge. pp. 17-32.

Schafer, R. (1983) *The Analytic Attitude*. New York: Basic Books.

Searles, H. (1965) *Collected Papers on Schizophrenia*. New York: International University Press.

Segal, H. (1981) *The Work of Hanna Segal*. New York: Jason Aronson.

Smart, N. (1969) *The Religious Experience of Mankind*. New York: Scribner & Sons.

Smart, N. (1977) *Background to the Long Search*. London: BBC.

Stein, M. (1984) 'Power, Shamanism, and Maieutics in the counter-transference', in N. Schwartz-Salant (ed.). Wilmette, IL: Chiron, pp. 67-87.

Sterba, R. (1934) 'The fate of the ego in analytic therapy', *International Journal of Psycho-Analysis* 15(2): 117-26.

Winnicott, D. (1965) *The Maturational Process and the Facilitating Environment*. London: Hogarth Press.

Winnicott, D. (1971) *Playing and Reality*. London: Tavistock Publications.

第 三 章

督导：位于控制和共谋之间

格特鲁德·曼德

以一个定义开启本章：督导师也是一位心理治疗师，他借由自身的受训背景和临床经验，去承担起协助、观察和监督另一名心理治疗师的临床治疗工作的任务。被督导的心理治疗师可能正在参加实习，也可能正在私人诊所或机构中工作，需要专业方面的支持或以督导作为满足其就业条件的标准。督导师选择从事督导这份工作，是因为相信从事心理治疗的每一个从业者，在其职业生涯的大部分时候，都需要与另一位专业人士分享和探讨自己在非常复杂的临床工作过程中所遇到的问题和困境，探讨在临床工作中的感受、想法和各种各样的治疗决策。

督导被定义为"对思考的思考"，这可能意味着在临床工作中会出现很多矛盾且困难的情境，这些情境需要督导师来提供分析、理解与诠释。督导是一个概念化的过程，是一个人与另一个人在心智层面上共同协商的过程。督导可能意味着要对一个有效的假设做出检验；在尚未完全弄明白某事物之前，寻找他人的看法；去弄明白一些暂时只有模糊感知，要进行更加深入思考的东西。但督导也可能会带来意见分歧，导致专业方面的复杂化，并造成更加复杂的伦理困境。督导工作也会遭遇潜意识冲突的暗流和潜意识过程的威胁，而这些潜流和威胁涉及三个（或更多）人之间的活动。

以下是一个说明督导复杂性的例子，它概括了督导活动的许多专有特征。督导活动的目的是在治疗师埋头于自身临床工作时，协助治疗师达成其工作目标。

> 某位督导师很不满意她的一名被督导者的治疗工作，这名被督导者在一家咨询机构的员工团体中接受其督导。机构的行政人员告诉督导师，被督导者在进行了几次督导会谈后就过早地结束了20个个案中的10个，这引起了机构对其来访者的关注，并对机构的服务声誉有些担忧。此外，他们还接到了一位来访者的投诉，说自己在要求停止治疗时，被督导者答应结束治疗的态度转变得很突然。很明显，这反映出这位被督导者很难把控清晰的职业边界，也很难处理治疗中的负面情绪。

督导师觉得必须采取果断行动提醒这位被督导者，告诉对方她的工作质量令人堪忧，可能需要改进——要么接受进一步的培训，要么重新回到个人体验中，检查是什么原因导致她的松懈和不耐烦。但这种警告应该由谁提出？建议该如何执行？这是督导师的工作还是机构管理方的工作？他们双方该如何合作，以帮助这位被督导者能以批判性和建设性的态度看待自己，以便吸取教训，提高工作质量？

这种紧张的情绪在督导中并不少见，当督导师意识到被督导者或为了自我满足，或为了掌握权力——无论是出自有意或无知——可能会伤害到来访者时，这种紧张情绪就会出现。弗洛伊德说："如果我们能做好事，那么我们也能做坏事"。细心的督导师能够很好地留心这个警示，当在与被督导者互动以及进行督导干预时，他既能够观察被督导者，也能够观察自身。在协助和评估被督导者提交的临床材料的过程中，被督导者一方面迫切希望在临床工作部分得到帮助，但同时又担心遭到否定，担心会伤到自尊心。因此，督导师很容易陷入两个极端：控制或共谋。

有能力的督导师会持稳定的分析态度，包括认真地倾听，保持敏锐性和对案例材料进行充分的督导解释，目的是取得平衡，以便不同理论观点或技术策略假设可以被体验为一种贡献，而不是一种必然——双方都能够在一种相互尊重的精神中接受或拒绝假设。作为一种"上下级"关系的结果（Rioch，1980），共谋或控制是对过多或过少行使赋予督导师的权力的简单选择——设立一个人来观察、评估和培养另一个人与来访者的专业工作能力，为来访者的福利负责。但这两种态度（控制或共谋）都只涉及两个人之间的关系，忽视了第三方的存在。无论这个第三方是发生"控制"时的被督导者，还是发生"共谋"和放弃责任时的来访者。

马丁森（Mattinson，1975）指出，督导中三人关系的本质是鼓励关系中的比较与竞争。这意味着督导师的"控制"和"共谋"是相关联的：共谋是对控制的一种防御，当遇到挑战时，共谋会"示弱"表示支持，这可能会让人感受到一种不舒服的竞争或独裁（控制）。

当有关临床材料的互动变成了单方面的"英明说教"时，督导师就应该意识到自己正面临着一种诱惑，这种诱惑想要摧毁被督导者尝试性的、笨拙的治疗努力。作为一名普通人，督导师会很容易受到被督导者期望的影响，受到自身的虚荣心——炫耀知识、经验与智慧的欲望——的吸引，然后他会运用权力，表现得像个专家。

我第一次接受督导的经历是幸运的，事实上，我的那次经历是最佳的教学与培训样本的真实再现——学习是在共同的经历中生成的一份觉察与顿悟，而不是一种强迫喂养或强制接受。我那位很特别的督导师将督导工作看作是一场结盟（带着警觉），通过讨论临床材料促使我从经验中学习，并表达了对个案议题的热情。他强调对第三人——来访者的问题的关注，"来访者的问题"是督导和治疗工作的焦点（Holt，1976），而且它总是待在潜意识力量的领域，不可掉以轻心。当他谈到"性欲"或"移情"时，这些词听起来就像是推动所有人类关系（联结）的奥秘，无论是从私人角度还是从专业角度，甚至连"阻抗"这个词他都是带着敬意提到的，因为它是一种增强生命活力的能量，需要被带走，而不是被破坏或抛弃。

督导师告诉我症状的含义，告诉我梦的重要性，梦是一条通向复杂精神领域的道路，超越了简单的语言。他演示了该如何专注在来访者所叙述的临床细节部分，而不是拘泥于它们的具体性；也不要在秘密和敏感的问题被揭露时，表现出渴求和兴奋的样子。他总是饶有兴趣地想要知道我对来访者的感受，并跟我一起推测来访者可能如何看待我。他是一位借助自己的大量案例经验，满怀着敬畏和感激之情来教导我的大师。当有人犯了错，或是对某件事表现出无知时，犯错者从来不会遭到严厉的批评或羞辱，且当督导师揭示出来访者如何让一个人在无意识的情况下行事时，我的很多自我怀疑就都消失了。就个人的临床工作而言，我经历过一次令人焦虑的时刻，当我的第一位来访者问我是否是一名实习生时，我立刻回答"不是"。督导师说，这是来访者想要我说的——为了让自己感到安全。这是一种让我认识到无意识投射的力量的很有启发的方式，相当于把治疗归纳成一种似乎既困难又有益的技艺，需要结合直觉、智慧和对细节的关注——这是他自身已经拥有、并且坚持不懈地演示给我的，这使治疗和督导都显得颇具价值，举足轻重，使人受益匪浅。

他激励着我成为一名督导师，在正向移情作用的推动下，我发现即便督导不是我的天职，也是我的一些天资。对我而言，与督导师认同的那些情感体验，及与督导师所形成的工作态度，都为我的治疗和督导工作奠定了基础。督导师给我传递了一种"共享的"职业精神和价值观，要求我们在培训过程中必须践行这种精神和价值观，在从业生涯中把它作为参考。这种精神和价值观似乎是一种与另一个客体存在"关联"的特殊形式，它类似于教学、养育和创造性思维。当我们对某些生命过程有了一些理解时，这些生命过程就会因治疗或监督中对它们的"共同思考"而发生深刻的影响和改变。反过来，这些（改变）也会对督导师及被督导者自我的改变产生影响。

督导是一场持续地转化与蜕变。考虑到督导过程对三方参与者的影响，可以把督导描述成一种体验式的教与学。我最初是在培训的背景下完成接受督导的经历的，其中同时包含了我的个人体验和我第一次尝试在督导下为来访者提供咨询服务。在这包含着三个部分的情境中，"接受"和"给予"在同时进行，我体验着自己三种不同的"身份"，与此同时还参加了研讨会和体验团体，相当于把自己完全浸泡在了一个治疗的世界之中。这种情况发生在每一个接受过心理治疗培训的人身上，是一种强化式的学习体验。在其中，治疗是学员们所共同思考、经历和行动的主题。学员们可能会在心理、精神和情感上，感受着来自多个方向推力和拉力，因此一切都被置于怀疑之中，一切都需要找出答案。

如果没有督导，治疗师可能会崩溃、发疯，迷失在迷宫般的新印象，淹没在海量的新信息中，他们会因缺乏足够能力来承接、处理和吸收所面临的一切而感到恐慌。无论是在一对一督导中，还是在团体督导中，督导成了一个空间，可以在那里聚集、锚定和反思混杂在一起的新印象和新想法，感受和实现与思维的某种融合。督导具有包容功能，因为督导师需要负责促进治疗师学会与来访者相处，并使治疗师具有履行好以下三个角色的能力：来访者角色（在其个人体验中），治疗师角色（在其临床工作中）和被督导者角色（在督导中思考来访者的临床材料）。这三个角色共同构成了治疗师的胜任力和带来疗愈的能力，这些能力能够使学员（治疗师）从艰苦的训练中脱颖而出，开启他们作为治疗师的新征程，无论未来他们会选择在私人诊所工作，还是会在英国国家医疗服务系统、教育、商业及工业等领域中任职。

我强调了在督导培训中的个人体验、督导会谈和临床操作之间的相互联系，因为在对治疗师的理论、自我和实践进行探索、干预和反思的过程中，逐渐形成了另外一种独特的东西，它奇迹般地、创造性地实现了理想中的专业整合，使治疗师具备了自我觉察、理论知识和临床实践的能力。治疗师在培训过程中大量实践了有督导参与的临床工作，并且在经验丰富的专业人士指导下收获了必要的理论、技术和管理知识。这些专业人士会认真地评估治疗师的能力和表现，直到确信治疗师已达到了毕业所要求的执业道德标准，并信任他们能在督导下实践其所学至熟练运用。因此，对于被督导者的专业准备情况，督导师负有责任，并且是治疗师进入治疗行业的引路人和担保人。

评估工作是一项艰巨的任务，要把信念传递给一个你可能不太了解的人，但由于这项任务通常由不止一个人来完成，所以它并不像听起来那般烦琐困难。幸运的是，在大多数情况下，评估工作是相对直接的，因为已经进行了好几年。评估决策通常相对的一致，除非对候选人的可靠性和可信度存在怀疑。但这些怀疑可能一直都在的，它们可能与候选人的心理病理水平有关——比如没有像督导师在初次访谈中所希望的那样，在后续的个人体验中好转。

被督导者身上存在一定程度的心理障碍是不可避免的，因为只有那些对情绪危机具有敏感性、经历过它们的人，才有可能被吸引到这种难度大、要求高的治疗工作中，即围绕着他人的情感困境并与之沟通交流。在督导工作的开始和结束，督导师面对被督导者身上心理病理的部分会感到两难，他必须权衡被督导者神经质状态的可控性和可能造成破坏性的病理性特质；而后者可能使他们最终反对被督导者进入该行业。当在与被督导者一起工作的过程中，有迹象表明来访者的病情已严重恶化，但咨询师没有注意到或由于无知、自卫、缺乏经验导致忽视或误解了这些迹象时，也会给督导工作带来麻烦。此时，督导师必须采取果断行动，给出明确地指示，坚持自身对事件的解读，并提出相应的应对策略。事实上，督导师将利用自己的职权，暂时承担起对来访者的临床责任，以挽救局面。面对这种情况时，每一位督导师都需要能够快速、正确地参与其中。事实上，督导师若能够始终如一地关注督导个案，通常可以预见到危机事态的发生并进行预防。这种先见之明是源于高度的敏感性和丰富的临床工作经验，是良好督导的标志。

否决的决定基于被督导者正在进行的临床工作及其随着时间推移的发展；也根据某些评估被督导者治疗关系质量、治疗工作效果，以及他的治疗目标和实际所取得成果的一致程度的标准。所有这一切，结合被督导者对其自身治疗工作绩效的评估，将共同决定其是否合适成为督导。最重要的是，被督导者要具备一种分析型态度、一种健康的专业自信、一种坚定的专业界限和个人稳定感，以确保自己能够相对容易地融入所在的专业团队。他们还需要足够的主动性来提升自己的专业能力，并获得来访者信任。"我会把被督导者推荐给我的来访者吗，我自己会乐意被他治疗吗？"这个问题最终需要得到督导师肯定的回答（Plaut，1982）。我认为，这个问题需要定期地在后续工作过程中反复问及，只有通过持续认真的督导，通过全体专业人员对其伦理标准和期待保持持续的敏感，该问题才能一直鲜活存在。

作为一名督导师，你通常会被要求为现任或前任被督导者提供推荐信，这是一项需要承担很多责任的工作，因为它可能会涉及一份重要的职业变动，或是一项需要改变人生方向的重大决定。它需要运用"外交语言"来表明被推荐人的优势和劣势，写信过程中运用直觉绝对必要，以预见被推荐人潜能的发展。推荐信的分量一般很难衡量，但对未来的雇主来说，客观朴实且真心诚意的表述，肯定要比一份赞不绝口、慷慨激昂的陈词更加有用。当一位被督导者通过在专业上的出色表现达成了自身的愿望，这是非常值得人欣喜的，我把它称之为"督导师的骄傲"——它可以与"父母的骄傲"相提并论。

总的来说，督导是一种微妙的影响形式，类似于教师对学生的栽培。我们可以把督导看作是一种认同、内化、模仿和竞争的混合，重复着母亲—孩子从早期发展阶段起的成长和同化过程。最显著的理论模型是温尼科特关于"潜在空间"的概念（1971）：母亲和孩子的心灵重叠，使他们能够进行令人满意的交流，产生深刻的互动体验，并最终导致学习过程——这些学习过程将延续到孩子的成年生活和与他人的交流互动中。关于心理治疗，温尼科特写道"它是在两个游戏区域的重叠部分完成的，即来访者和治疗师的游戏区域"（1971:58）；关于教学，温尼科特说道，如果教学活动是有益的，那么也会发生这种重叠，"教学的目的在于创造丰盈性，灌输思想是对人的羞辱，即便这种灌输是为了学生们的利益。除非学生们能有机会在灌输过程中做出反应，能当场表达不满并参与其中"（1971:58）。

今天我们要谈一谈"克隆"的危险。与教师一样，督导师必须要学会抵制自恋的诱惑，尤其当与一位易受影响的、可能会理想化他人的被督导者共同工作时。在督导中，控制与影响只有一线之隔，当"狂热的指挥官"的角色占据了督导师心神，这条界线就很容易被逾越，也许督导师是"呼应了临床材料中的某些东西，这些东西具有一种特殊的魅力，需要在理论的背景下展开广泛的分析"。如同好的父母，督导师需要控制住可能会有的泛滥的热情，控制住可能会阻碍创造性对话的喋喋不休——这样做的必要性非常明显，这样的行为很容易加深"教授专业知识"的权威角色印象，而这种"权威"是督导师的位置本来就固有的。督导师同样很难做到抑制自身期待，无论这份期待是积极还是消极的。就像父母对孩子那样，当被督导者（孩子）处于一段依赖的关系中，他就会诉诸取悦督导师（父母），满足督导师（父母）的期待，这时，督导师（父母）期待就会产生很大的伤害。

另外，还有一种互补型的态度，即"自由放任"型。这种督导态度允许一切、赞美一切，以避免冲突并得到被督导者的喜爱，不被他们看作是具有评判性或破坏性的，但也可能带来同样严重的负面影响。总是受到鼓励的被督导者会头脑发热、全知全能、懒惰，简而言之就是自恋爆棚。这两种（控制和自由放任）督导态度下的来访者可能都无法得到很好的对待，事实上，相较于督导师和治疗师用谈论和猜测来访者而获得的自恋满足感而言，来访者的需求可能已经变得次要。斯蒂米尔（Stimmel）在论文《对督导师移情觉察的抵制》（*Resistance to awareness of the supervisor's transference*）中指出："尽管人们经常谈论被督导者的移情反应，但我们的文献中明显缺乏关于督导师的移情反应"（1995:609）——尤其是当督导关系中涉及快乐和积极的感受时。在缺少觉察时，就变成"督导师和被督导者之间的一项法令，因此充满了伪装、取代和满足的可能性"。(1995:609)。让我们来看某个督导师最喜爱的一名被督导者的例子。这位督导师在边界上相当宽松,她很喜欢听被督导者讲话,并希望与被督导者共同参加督导之外的社交活动,对她十分认可,也很欢迎被督导者把自己的临床材料带到督导中。这种督导让被督导者很不安,在舒适与苛求之间摇摆。而当她觉得自己已学到了很多时,就很难提出结束督导。这对她的治疗工作而言当然不是一个好的参照模型,正如朗斯(Langs, 1994)所言,无论是对治疗还是对督导,一个安全的框架都是非常重要的。

在此,我要谈谈督导中非常重要的一点:伦理责任。它决定了督导是否有价值,是否值得做,是否做得好。在督导中总存在三个人,其中一个人缺席,而另外两个人则在讨论这个缺席的人,讨论这个人治疗关系的质量。当督导的焦点只集中在来访者身上时,督导就会变得控制;当来访者被边缘化时,督导就会变得忽视。这两种做法都会导致严重的敷衍了事的态度,因为督导需要包含三人场域内的所有沟通交流。众所周知,三人一组的结构困难重重,因此这需要全面地"转动",以变得能够容纳。结构会自动排除掉一个或者另一个参与者,以简化情况。"督导师的视角"需要持续的包容性,这并非是每个人都能做到的。在把"包容性"发展成为第二天性之前,督导师需要进行大量的实践练习。当督导工作变得马虎或具有破坏性时,就达不到促进被督导者向来访者学习并了解来访者的目的,督导风格就很容易变成严格的控制或共谋,即指挥、训斥、模仿或排挤被督导者和来访者的工作。

对督导师在被督导者从依赖到独立,再到相互依赖的职业成长的不同阶段所需扮演的角色类型,我们进行了大量的研究,这些角色包括父母、教师、教练、导游和同事等(Stoltenberg & Delworth, 1987)。此外,还有一项有趣的尝试——对被督导者的学习和思维方式加以分类,并就如何明智地回应不同类别的学习和思维方式提供意见，从而调整督导方面的输入（Jacobs，et al，1995）。这些分类并不是"无视个性化"的原理类型分类，也不是诸如"督导、授权和确保"或"格式化恢复、规范化修复"等的口号（Proctor，1988）。针对督导中两个主要的学习问题，我们不能忘记埃克斯坦和瓦勒斯坦富有灵感的创造，即关注"盲点"（拒绝）和"哑点"（无知）。

丰富的督导经验能够教会一个人相信自己的直觉，并把与每一个个体的督导关系都视为是一段独特的关系，无论这段关系是与新手的实习生，还是与资深的治疗师。这意味着要实践出丹尼尔·斯特恩（Daniel Stern，1985）所说的"调谐"（attunement），这是斯特恩在谈到母亲对婴儿的情感需求的反应时所提到的。用斯特恩的另一个概念来说，这种"主体间的关联性"是任何互动或对话的基础，它将每个人都视作为是独特的，"主体间的关联性"依赖于两个人之间进行情感或思维交流的许多微妙的过程。直觉在主体间性中起着很大的作用，就像每一方都在猜测对方是否正确，试图理解他们是如何组织或抵御现实一样。

当谈及被督导者在督导中形成的"专业自体"与在治疗中形成的"个体自体"的区别时，斯特恩所认为的在婴儿期就不断发展的"各种自体状态"非常有用，这些"自体状态"有：浮现自体（the emergent self）、核心自体（the core self）、主体自体（the subjective self）和言语自体（the verbal self）。在刚开始接触来访者和督导师时，新手治疗师的"专业自体"还很脆弱，此时督导师对与来访者共同迈出第一步的新手治疗师的"调谐"要格外敏感，抱持住新手治疗师的焦虑，给予一段融洽和睦的关系，提供坚定的支持性倾听。第一次汇报的临床材料可能仍然是以原始材料的形式呈现，而不是有组织的叙述，而且此时新手治疗师会期待督导师给予有启发性的评论、概念化和理解。"抱持着治疗伙伴"本质上是一项"与他人待在一起"的工作，当面对的是新手治疗师时，这个"他人"便是一位陌生人，他将学习成为一名治疗师的基本知识。

对于上述情况的处理，每个人都会有不同的方式，而督导师在收集（重要的）第一印象的同时，也会把自己调整到相应的位置去适应新手治疗师。此时的督导，需要建立起一种学习型的关系，这种学习型关系可以帮助新手治疗师产生出"浮现自体"，允许新手治疗师有依赖、模仿、焦虑、好奇心和初心。简而言之，尽管每个人的想法、理解和自我觉知程度各不相同，但督导中的三方参与者都将经历类似的情况，都将会在他们共同的治疗工作中与他人建立起联结，他们将通过聚焦、结构和反思，小心翼翼地航行在缓缓督导的旅程中。对督导师来说最重要的是要做到"敏感""调试"和"回放"，这能使督导师在不会过分焦虑的情况下开启一段循循善诱的督导过程，与被督导者的个人风格相匹配，并促进被督导者对来访者的了解、向来访者学习，使督导变得富有创造性。

因此，治疗关系和监督关系都需要不断调谐，这两段关系也常常会有相似部分或并行过程，来自这两种关系在治疗师潜意识中的交叉混合、临床材料的汇报以及连续的讨论。如同来访者会无意识的影响被督导者，被督导者也会无意识的影响督导师。督导师需要把握好督导中多种关系的动力和不同个性间的互动，他需要注意到某些混杂着焦虑、期待的错综复杂的情感混合体，但不一定要用语言把这些描述出来，因为每对督导伙伴都有丰富的初始移情和反移情体验。

我的主张是，每一段督导都是一段重要的个人关系，都需要从独特的调谐体验开始，这将会塑造事物未来的发展进程，奠定未来关系的基础。调谐在很大程度上是凭借着督导师的直觉，试探地、无意识地进行的，且从本质上来说取决于督导师是否愿意根据每位被督导者的需求、个人特质和所在语境，巧妙地进入与他们的关系。随着被督导者专业自体的展开与发展，被督导者的核心自体会跟随着其浮现自体，最终走向主体自体。此时的被督导者，会要求督导师根据他们细微的、有差别的需要和期待做出调谐，而他们的督导关系也会发生变化。当他们与来访者共同工作，并将其治疗工作提交给督导师进行检查、建议和审批时，被督导者会因自身学习经历的质量变高而获得些许放松。

有些治疗师在监督关系的早期阶段就会动摇——当感到不适、恐惧、阻抗或自我意识太弱，就会无法继续。早期的中断是不可避免的，但令人惋惜的是，所有相关人员都承认，因为缺乏天赋、兴趣或坚定性，有些督导在开始不久后就流产了，并且督导调谐也不会带来关系的繁荣。使用斯特恩（1985）的"自体分类"，那些跨越了"龙门"进入到专业核心自体的人，将越来越多地在工作和关系中表现出自体能动性、自体一致性、自体情感和自体历史的成长。这表明，这些被督导者正在获得一种更强的"专业自体意识"，督导师可以以一种更强有力、更具挑战性的方式调谐它，也可以更加有创造性、有针对性地进行督导干预。

经验丰富的被督导者的治疗工作，仍然也需要来自督导师的稍许调谐与警示，但它的发展会更加独立于督导师的指导，且他们会在案例汇报中给出有组织的叙述，其汇报内容能够反映出治疗师对正在发生的事情，以及对治疗过程走向的理解。在这些治疗师陷入困境、僵局或困惑时，可能出现的不是恐惧和恐慌，而是反思、修通或探索个人或相互的盲点，这表明治疗师和来访者可能已经在无意识中识别出了问题，但他们在使用投射和其他防御手段来避免对痛苦的觉知。

可能还需要一份耐心等待，等待参与者洞察力的到来；需要持有一份平静从容，以容纳"不确定性、神秘感、怀疑和想要找出事实和原因的急迫感"（John Keats，1817），这些状态是在参与者都已达到必要的成熟度时，心理治疗工作的重要组成部分。被督导者专业核心自体在督导中的发展，很大程度上取决于他们从经验中学习的能力，并由经验更为广博的督导师加以指导。督导师会在整个督导过程都与被督导者不断增长的知识和技能保持"调谐（attuned）"，从而使被督导者能够评估需要多少投入才能最有效地促进治疗关系。在这个阶段中，可以在被督导者身上观察到斯特恩描述的"另外两种自体阶段"，但需要加以确认。

这两个自体阶段是促进情感分享并促进同理心的主体自体（the subjective self），以及允许"自己与他人分享不同世界的知识、相互体验的意义，以及增加人际体验"的言语自体（the verbal self，1985:162），简而言之，就是围绕着临床材料进行复杂的督导对话。

斯特恩将自我觉察的发展描述为"经验的融合"。由此得出，促进专业自体觉察的发展是督导的最终目的，它使治疗师达到专业整合，反过来又将促进来访者所期望的心理整合，并进一步达成心理治疗的最终目标。

督导基于治疗师不断发展的学习需要和不断成长的专业自体的调谐，促进并微调治疗师的能力，使他们学会并保持与来访者之间的调谐。在这个过程中，治疗师模仿的是可被描述为"执行着父母任务"的督导师。督导师和治疗师面对面地讨论来访者时所发生情况很是复杂，难以详细地说明。而且，在某种程度上，这种讨论对治疗搭档下一次的会谈造成怎样的影响依旧是一个谜。但在大多数情况下，在这种面对面的讨论中有一些东西会被传递，这有助于治疗师更好地理解来访者，帮助来访者转换视角，使来访者在得到了更好地理解和更坚定地抱持后发生改变。当然，除非督导中的一方或另一方存在阻抗和焦虑，阻断了督导的流通并扼杀了创造力的火花。

正如斯蒂米尔（Stimmel，1995）所观察到的，阻抗并非仅仅是来访者或被督导者所独有的，当调谐变得迟钝，或者强烈的爱与恨的感受阻碍了继续调谐所必需的专注和中立时，督导师也会产生阻抗。由于督导中的每一位参与者都带有自身的心理病理学部分，因此督导过程中的变幻是无穷无尽的，它需要督导师保持持续的认真和敏锐。在过去，督导师通常重点关注来访者的改变，只有在被督导者无能、有害来访者利益或犯下明显的错误时，才会被督导师留意。如果督导师破坏边界、忽视抱持性分析框架，他们会被认为是违背伦理且不专业的。但如果督导师忽视了自身的内在过程，也会有损督导工作的完成。督导师们害怕在督导过程中成为治疗师，但这会剥夺他们重要的工具——反移情及对并行过程的正确识别。瑟尔斯（Searles，1965）在自身的督导中观察到了这些，是第一个创造性地使用了自身的反移情和并行过程的人。因此，在以前"督导中的关系"首先会被搁置一段时间，构成了丰富多彩的督导画面的无意识力量的相互作用才会得到承认。事实上，在督导中，每一位参与者都会进入到一个鼓励并增强自我反思的分析系统中，只有保持高度觉知并调整波动的自我状态，他们的督导目标才会达成。

除了帮治疗师构建出一个功能良好的专业自体外，督导的另一个功能在于平等地与经验丰富的同行交流互动，这有助于推进正在进行的临床治疗工作。越来越多的治疗师感到有必要在毕业后继续接受督导，当治疗师需要第二个视角或希望摆脱棘手的治疗僵局时，他们会寻求督导的帮助。治疗师将"二元关系的封闭容器"向第三个人打开，而且在形式还不明朗、迄今为止尚未概念化的情况下暴露自己，邀请他人发表评论，这似乎有风险。实际上，治疗师在勇敢地尝试着用语言表达出看似无法形容的东西，表达出在无法理解的场景下的情感复杂性。当督导师提出正确的问题，慢慢地促进治疗师建立起新的联系和关联，并使治疗师回忆起被忽视的重要细节时，某种形式的解决方案会油然而生。

通常情况下，因为某种未被承认的性欲移情或对嫉妒情绪的否认，治疗的进程会受到阻碍，对崩溃的恐惧也会有同样效果，直到这些情绪被承认并分享。弗洛伊德发现了一个富有启发性的比喻——把精神分析过程比作侦探工作，这个比喻同样适用于督导，尤其适用于高级阶段的督导。当把不同来源的材料联系起来时，比如回忆、梦、对过去事件的重构和反移情体验，就像从来访者所提供的、没有时间顺序的离散碎片中拼凑出一个拼图。换句话说，当治疗师找到一种完全不同的方式来讲述来访者的生命故事时，他就能够发现迄今为止被隐瞒着的重要线索。

我想起曾经与一位非常有经验的同事进行的一系列督导，这位同事多年来一直与同一位来访者工作，这位来访者顽固地拒绝用语言表达想法，反而给治疗师一大堆没有意义的图片和梦，这也成了另一个令人困惑的防御策略。最终，我们在来访者哥哥的自杀中找到了遗失的线索——那是数年前发生的事，但来访者一直无法面对，直到治疗师在督导中突然想起在治疗开始时来访者的一个梦。这在某种程度上帮助来访者找到了她的声音，并最终使她发展出一个言语自体，引导她开始创造性地阅读自己的生命故事。作为一个持续的旅程，她能够继续前行下去。

这样的督导体验不仅是心理治疗具有价值的确凿证据，也构成了督导工作具有价值的充分理由。在督导这一特殊的过程中，人们变得更加具有创造力，发现了神话、绘画和图像。这些神话，绘画和图像照亮了我们对来访者那丰富且错综复杂的临床材料的探索，帮我们把来访者碎片化的生命故事拼凑起来，直到它开始具有意义。我们会惊奇地注意到，每个人对自己的了解有多少来自分析工作中发现的、曾经被掩埋的伤痛；对治疗技术的了解有多少来自对治疗原理的理解，来自理解来访者心理过程发展的复杂方式。虽然这位女士花了9年时间才得以从她哥哥自杀的负担和她压抑的童年中解脱出来，获得完全治愈；治疗师又花了一年的时间接受督导，以完成最后的结束工作，但这一切似乎都是非常值得的。

总之，督导是一项非常有趣、复杂和有益的活动，有着无限的揭示、转化和充实的力量。当一个有经验的参与者完成督导时，它可以带来深刻的转变和神奇的效果——对治疗师和来访者都是如此。用克里斯多夫·博拉斯（Christopher Bollas, 1979）那颇具启发性的概念来说，督导师成了转换性客体（transformational object）。虽然临床文献中很少提到这一点，而且也很难在个案工作中加以明确，但督导对治疗结果以及治疗师专业性的形成无疑功不可没。最后，对于维护职业伦理标准以及心理治疗的整体价值，督导具有重要的贡献。

参考文献

Bollas, C. (1979) 'The transformational object', *International Journal of Psycho-Analysis*, 60: 97-107.

Holt. D. (1976) *Some Aspects of Supervision*, WPF Counselling and Psychotherapy Guide no. 3. London: WPF Counselling and Psychotherapy.

Jacobs, D., David, P. and Meyer, D.J. (1995) *The Supervisory Encounter*. New Haven, CT and London: Yale University Press.

Keats, J. (1817) in R. Gittings (ed.) (1970) *Letters of John Keats*. New York: Oxford Paperbacks.

Langs, R. (1994) *Doing Supervision and Being Supervised*. London: Karnac.

Mattinson, J. (1975) *The Reflection Process in Casework Supervision*. London: Tavistock Institute.

Plaut, A. (1982) 'How do I assess progress in supervision?', *Journal of Analytical*

Psychology, 24(4), pp. 107-110.

Proctor, B. (1988) 'Supervision: a co-operative exercise in accountability', in M. Marken and M. Payne (ed.), *Enabling and Ensuring Supervision in Practice*. Leicester: National Youth Bureau, pp. 24.

Rioch, M. (1980) 'The dilemmas of supervision in dynamic psychotherapy', in A.K. Hess (ed.), *Psychotherapy Supervision: Theory, Research, and Practice*. New York: John Wiley, pp. 68-77.

Searles, H.F. (1965) 'The informational value of the supervisor's emotional experiences' in: *Collected Papers on Schizophrenia and Related Subjects*. London: Maresfield Library.

Stern, D. (1985) *The Interpersonal World of the Infant, A View from Psychoanalysis and Developmental Psychology*. New York: Basic Books.

Stimmel, B. (1995) 'Resistance to the awareness of the supervisor's transferences with special reference to the parallel process' *International Journal of Psycho-Analysis*, 76(6): 609-618.

Stoltenberg, C.D. and Delworth, U. (1987) *Supervising Counselors and Therapists. A Developmental Approach*, San Francisco and London: Jossey-Bass.

Winnicott, D.W. (1971) *Playing and Reality*. London: Tavistock.

第 四 章

督导关系的内在状态

克里斯汀·德赖弗

在督导中，来访者临床材料的精神体现反映在治疗师与督导师关系的张力上。由于该张力本身就具有不同的层次和领域，因此要想对此过程有所了解，须先觉察存于督导中的潜意识过程和潜意识认同。想要弄清督导中的潜意识层面，需要在从督导轴心到临床轴心的转换过程中，维持对潜意识动力的清晰觉知。在督导的发展史中，能够找到转换过程中的特有困难：如第一章所述，匈牙利模型提倡在治疗师的个人体验中进行督导，"探索与体验师和来访者之间的关系，进而更深入地探索临床工作中的阻抗与困难部分"。治疗师正是通过与个人体验师共同工作，才能够做到对自身朝向来访者的反应以及这些反应的起源的最开放、意义最深远的探索（Jacobs，1995）。在1935年左右，维也纳模型的代表——埃克斯坦和瓦勒斯坦（1972）提出：治疗师的督导需要从个人体验中分离出来，需要对"个人体验"和"督导"加以区分，"治疗师……应该跟一个愿意教授他，而不是想要分析他的人一同进行'督导工作'"。这种区分很重要，因为这会在治疗师的个人体验和临床工作间划分出一条界线，使治疗师能对自身的临床工作有一种完全不同的投入。但这种区分也会带来这样一种感受，即在倒洗澡水时，连同婴儿也一起倒掉了。从此以后，督导的发展开始朝向了一种"教学二元组"，它关注的重点放在了来访者身上。在督导师和被督导者之间，移情反应所带来的"信息价值"被边缘化了。1955年，瑟尔斯在其论文《督导师情感体验的信息价值》（*The information value of the supervisee's emotional experience*）中，将治疗过程和督导过程的基本构成联系在一起。瑟尔斯用"并行过程"这一术语把"反移情、无意识沟通、无意识过程"与"督导过程"联系了起来。对来访者的无意识过程、来访者与治疗师的关系如何在督导过程中以及督导的关系层面体现出来，瑟尔斯进行了深入的理解与思考。与马丁森（1975）、艾克斯坦和瓦勒斯坦（1972）等人围绕着"并行过程"等主题所发表的论文一起，瑟尔斯等共同加深了人们对"两人相遇"时所发生之事的理解，无论是发生在来访者跟治疗师之间的相遇，还是发生在治疗师跟督导师之间的相遇。督导就如同安德鲁·塞缪尔（Andrew Samuels）所说："深度心理学与其说是关于'个人'的，不如说是关于'个人间的关系'的，并最终是关于'关系间的关系'的，它如同在心灵湖泊上某个点的波动，带来了整个湖面的涟漪"（1989:9）。

督导过程的困境在于，有些元素是督导师需要认识到，但同时又要予以避免的。治疗师的"克制"主要与治疗中的行为有关，治疗师要克制自己不要使用那些忽略了来访者三角冲突的诠释，对来访者进行虐待性攻击（Malan, 1979）。督导师的"克制"，尤其是在一对一督导中，一方面是他需要尊重被督导者内在世界的隐私，避免与之发生关联；另一方面，是他又需要能与被督导者展开合作，以克服盲区，并对并行过程的相关部分进行反思。督导师要能够在与被督导者的关系中把持住一种张力，以便为被督导者的内在世界保留一片"创造性空间"，这片创造性空间将有助于被督导者理解来访者的投射物和移情内容。督导关系的张力是督导的两种原初模式的整合，它反映了一个复杂的督导发展过程。因此，督导师需要了解并容忍督导以及督导关系的模糊性、双重性。

督导动力的亲密与克制及其动力本身所固有的挫折，潜在地创造了一片"心灵空间"。在这片心灵空间中，被督导者的观察性自我得以成长和发展（Greenson，1981）。但在对这个问题进行更加详尽的探讨之前，我想先看看在一对一督导中关系元素的各个方面。

督导联盟

督导中，关系的最初决定因素是设置以及涵盖督导的临床菱形（Ekstein & Wallerstein，1972）。设置决定着督导的工作类型与工作风格；决定着当前工作对督导师与被督导者的要求；决定督导双方所需参考的各类参数，如被督导者的费用、工作时长、培训要求等。因此，从一开始，督导师和被督导者双方都会受到设置所影响。在私人诊所中，督导设置对来访者和被督导者也都会产生影响。因此，督导设置会包含来访者和被督导者的需要，并体现出安全和专业的结构。个体督导一般会持续50分钟，在此期间，被督导者会把他的治疗工作汇报给督导师，就像任何一段含有"需求与依赖"元素的关系中一样，在这段个体督导关系中，也会存在"移情、焦虑和退行"。这些元素在所有的培训关系中都表现得非常明显，但它们需要在有着明确和必要层级的框架、有着明确分工的设置中得以确认。

50分钟的督导会谈提供了一个容器，可"并行"出治疗的设置与框架。但这会带来什么后果呢？也许并行的主要价值在于能够让督导师和被督导者重新体验"跟来访者在一起"的感觉；能够让督导双方对来访者材料有着清晰而强烈的专注。在并行设置中包含着治疗过程，督导双方能够加深对来访者材料的理解，并提升工作方法。并行设置会允许更多并行的可能性，使督导双方体验到来访者更多的内在世界。但如果我们接受在个体督导中存在着并行框架，那么我们就要关心治疗关系如何影响督导框架。朗斯（Langs，1994）在谈及框架偏差与框架改变，及这些偏差与改变如何影响被督导者与来访者间的无意识治疗进程时，明确地提到了这部分（并行框架）。因此，一个有效的督导联盟将能够尊重督导过程中的督导框架和督导关系，因为在某种程度上，框架和关系都能够让被督导者定义自身的临床治疗工作。

一旦考虑到了设置这一参数，我们就需要考虑定位和联盟等基本问题。督导联盟不仅只是一份合约，它要求督导双方同时能够将其自身定位于一套参考体系中，借由内在和外在的方式去理解彼此，即（外在的）话语具有表达（内在的）情感理解的含义。在任何基于工作的关系中，都需要参与双方能够在关系过程中共同地探索与发现，需要彼此的尊重、协调与合作。毫无疑问，在基于工作的关系中会存在焦虑与依赖，尤其是在培训情境下。但基于工作的关系需要被督导者有参与其中的意愿，参与这段本质上与探索有关的过程。特别是对于刚入行的新手被督导者而言，他常常希望有人告知他"该如何去做"。面对这种情况，督导师需要先抱持住这位被督导者的依赖性需要，并做到在一个成年人的自我层面上与该被督导者进行互动交流，使其专业性自我得以发展，并能够去探索、反思、倾听自身的移情与反移情感受，最终与来访者的内在冲突和内在世界建立起观察与联结。督导师需要能够培养被督导者的参与意愿，使其愿意参与到与自我相关的观察与理解过程中，并能够将"自我"体验作为一种工具，用此工具来观察来访者对自身和内在世界的体验。督导师的观察者自我与被督导者的观察者自我相互结合，以使被督导者的"内在督导师"得以成长和发展（Casement，1985）。雅各布斯等人对此做出过非常简单明确的概括（1995）：

> 从与督导师的对话中，被督导者学会如何控制并理解自身的感受，这些感受的范围是与治疗工作有关的。督导师不仅要在临床治疗过程中与被督导者的情感体验相互沟通，还要教授相关的技能，最终使其能够独立地分辨、控制并分析自身的情感体验。作为治疗师培训的一部分，督导的教育意义在于，它使治疗师在一定程度上发展出了对自我的反思与分析能力。

因此，督导的目标在于建立起一种工作上的伙伴关系。在这种伙伴关系中，来访者治疗工作的发展能够与被督导者专业能力的提高同步进行；并且，随着督导体验的累计，被督导者能从刚开始时的依赖状态，发展到更加独立并能够进行自我反思的状态（Stoltenberg & Pelworth，1987）。

如果经过督导，某位被督导者的"临床工作能力"得以提高，那么将这位被督导者看作为督导师的"初级同事"（Fordham，1961）非常重要。用福特汉姆的话说，督导就是一个"分解的过程"，通过这一过程，督导师的观察-反思性自我能参与并鼓励被督导者那潜力无穷的观察-反思性自我。参这一过程的意愿是督导联盟的基础，该督导联盟可以推进工作的发展并促进被督导者的成长。

联盟、权威和过程

我们需要将督导，尤其是一对一的督导，看作不止是一种促进工作发展和治疗师成长的过程。督导师也需要对自身的权力有一些认识，并明智地行使权力，以便能够向被督导者提出质疑，并做出适当的评估。在督导联盟内部，督导师在权威、专业知识、理论、评估、焦虑、探索和未知之间抱持着一种"张力"。督导师在个体督导中认识到一点，可能要比在团体中认识到它更为重要，因为无意识过程可能会使督导师和被督导者都无法批判性地思考来访者材料。在督导过程中存在着一种内在的张力：一方面，督导师在一个使探索成为可能的过程中工作；另一方面，督导师需要保持他自身的观察者自我，需要一种拥有着临床经验和专业知识的权力。就像所有的平衡行为一样，督导过程不可避免地存在"滑到"到某个极端的危险。例如，一个说教式的督导师可能会利用身份和职能，使督导过程成为一场迫害或让人毫无所获；而另一方面，一位督导师若不能利用专业权威和工作能力来进行评估，他也就辜负了来访者和治疗师的期望。

一位新手治疗师提交了一份临床案例：来访者在经历了两次亲人离世后非常伤心难过。在案例材料中，来访者明确地提到了自杀的想法，但咨询师没有对此做出回应。当她在督导中汇报这一点时，我意识到我也没有回应材料中所出现的自杀焦虑。来访者材料所引起的焦虑，使我和被督导者都在无意识中认同了绝望。在觉察到这一点后，我便得以与被督导者共同探索她是如何与来访者共谋，来抵御失落和绝望的感受，但却没

有处理好"来访者的自杀想法"。基于此，我们明确地评估了来
访者的情绪状态和需要，并概述了对来访者工作的重点。

很显然，在这个清晰简明的例子中，如果我也与被督导者的"否认"
共谋，那么作为督导师，我就会使被督导者和来访者"失望"。但这也说
明了督导师需要同时待在督导关系的"内"和"外"，即待在主观与客
观两个位置。这意味着为了来访者和被督导者的利益，督导师有时要使
用"说教"和"明智地主张权威"的态度。因此，督导联盟既取决于督导
师的内在态度，也取决于被督导者的内在态度。即使是刚入行的被督导
者，自身也需要具有学习和理解的意愿（Hawkins & Shohet，1989），以
便能将"自我"放置于一个位置——可以处理和反思来访者的想法和感
受，并在督导中重新体验。督导师——特别是在一对一督导中——需要
鼓励和支持被督导者内在的反思过程，督导师需要成为一名领航者，指
出前进的坐标和工作的构成部分，以便被督导者识别出移情、反移情和
投射，使被督导者与来访者的内在状态建立起联系。

督导中的移情和反移情

当治疗师选择某位督导师时，影响选择的因素是什么呢？被督导
者来到督导中时，他们的内在心理状态和打算是什么？在对一名"准来
访者"的治疗评估中，同样的问题会被再次提及，需要同时留心构成一
对一督导关系的无意识和有意识的元素，它们同样重要。

某治疗师前来寻求督导，无论是其个人需求，还是遵照其所在机构
的要求，与督导师和被督导者的个性有关的种种因素，都将成为这位治
疗师临床工作的一部分。作为一名督导师，我意识到了自己在被理想

化、被憎恨、被嫉妒、被恐惧、被爱，或许还有其他一些东西，我知道
督导关系永远不可能彻底地摆脱移情、投射和退行。因此，在团体督导
中，投射和移情会蔓延到整个团体中；但在个体督导中，临床工作会被
带入一个强烈的二人互动中。督导中的"投射、移情、焦虑和退行"可
以作为观察并行过程的工具，但它们同时也需要被给予恰当的抱持与
理解。

　　因此，督导过程具有双重属性：一种是口头的，一种是未说出口
的；一种在个人层面上，一种在专业层面上——个人层面很大程度上是
未说出口的。但从更大程度上来说，这种个人暂不参与，但又与他人保
持着专业联系的关系，促进了督导师和被督导者双方的成长发展，也激
活了督导中的俄狄浦斯挑战。被督导者在督导过程中的内在心理状态
和内在议程包含在督导的外在议程中，这一点于团体督导和一对一督
导而言都同样适用。但我希望能够在一对一督导的范围内讨论这一点，
因为有些问题被包含在那个潜藏暗处，但却更加强大有力的方法上。

　　作为一名督导师，我的目标是要让被督导者跟来访者一起，依据他
们的无意识过程，依据他们的投射、移情、反移情、会谈内容的潜在及
象征性含义，依据治疗关系中被督导者处理相关问题的方法，来共同界
定他们的工作。我需要把这一点与被督导者的经验水平结合起来考虑。
如果被督导者是新手咨询师或治疗师，我会考虑如何让他们学会凭借
自己定义工作，从而使督导过程成为自身内在过程的一部分，即开始形
成自己的"内在督导师"（Casement，1985）和"观察者自我"（Greenson，
1981）。然而，这种督导做法提出了一个基本的假设，它假设督导师和
被督导者之间的关系基本是在成人与成人的层面上，而没有考虑到
在被督导者内在和督导过程中所发生着的情绪和心理的暗流。没有哪
位被督导者会对他的新任督导师表现"冷淡"，也就是说，没有哪个被

督导者在见到新督导师时不带着某种预期的幻想或期待。我们可能会问自己："为什么被督导者选择了那位督导师？为什么是现在？被督导者的期望是什么？"是否存在这样一种希望和期待——他们将获得什么吗？他们希望督导师用自身的洞察力和专业技能为自己提供丰富的营养吗？在一个存在着等级关系的工作中，很难完全避免这些投射，以及这些投射在希望、期待、焦虑和退行方面所产生的影响。

　　一位前来找我进行个体督导的被督导者明确表示，她选择我是因为我在心理治疗领域中已"有所建树"。然而，这部分动力很快就变得清晰起来，她希望与我在身份上紧密认同，她知道了我"有所建树"的这部分，激发了她希望自己"有所建树"的想象。她身上的全能感是显而易见的，这反映在一场培训中，该培训要求学员进行治疗实践，以积累临床经验。从她应该带来却没有带来的临床实践可以看出，我必须采取一种立场来面对她的全能，让她能够面对自己缺乏经验，面对自己所缺失的部分，而这些部分是合乎伦理地、有效地工作所必需的。在这种情况下，我需要觉察她对我的移情，澄清我的能力、对来访者的责任以及伦理规范等主要问题，督导工作联盟必须在这个层次上建立起来，以共同面对相关的问题。

　　在某些方面，这个特定案例中的移情表现反映了所有新手咨询师或治疗师都有状态。斯托尔滕贝格等将新手学员普遍存在的状态概括为依赖、模仿、焦虑和高积极性。我的一位被督导者就是这样的，她焦虑不安，想要认同我、依赖我，但个人三角的其他方面反映了她自己的材料，这体现在她的行为和态度上，体现在她对我的尊重上，体现在她来找我当督导师的原因上。

亲密和节制

在上面例子中，被督导者的内在幻想和投射是显而易见的，但是对于多数被督导者来说，他们并不十分清楚为什么要来找你做督导。然而，督导师的内在治疗师几乎肯定能瞥见这份打算和被督导者的内在情绪状态。这就是督导师在把被督导者视作来访者的"亲密"与把被督导者视作治疗师的"节制"间走钢丝。这种亲密与节制的并行，也是被督导者的发展过程的一部分。许多新手治疗师高度依赖督导师，这可能会形成"病态黏合性认同"。督导师需要让这些被督导者发展出自己思考与处理来访者材料的方式，以便发展出他们作为治疗师的内在身份。

然而，即使经验丰富的被督导者，也会不可避免的存在移情、投射与幻想。不管被督导者的内在打算和移情是什么，督导师都不能让它们得逞。也就是说，督导师在督导工作中要把握住框架，不能让被督导者的内在幻想见诸行动。在督导中，特别是一对一督导，挫败并阻挠一些幼稚的内在打算，坚决阻止督导师和被督导者全能自恋感的满足。真正的大师无法传授勾兑出"新鲜牛奶"的技术，能力无法在外界寻找到，必须在自我斗争的过程中整合。督导师不可能是母亲、父亲或配偶，但他可以在与被督导者移情的过程中扮演好这些角色。事实上，督导师在这方面"辜负"了被督导者，它意味着被督导者的幻想永远不会发生，也永远不可能实现。然而，不可避免的挫败感也是被督导者不断发展的动力。比昂说："容忍挫折的能力，能够让心灵发展出思想，因此'这个需要去忍受的挫折'，作为一种（提升的）方法，就变得可以忍受了。"（1967:112）。这句话的重要性在于，它使我们能够开始制定督导的内在过程。在此过程中，被督导者必须发展出一种能力，思考和理解来访者所经历的事件和感受。

督导师和被督导者必须要找到思考的空间，并将来访者的材料与集体意识的基本理论联系起来，将来访者的材料与某个位置联系起来——在此位置上，来访者和被督导者的治疗关系符合他们的个人进程。这只有通过与来访者的内在建立起联系才能做到，而且只有通过这种情感联系和一段过程，未思考的想法才能被"思考"，被督导者才能够使来访者在关系上做出改变。"接近不可想象"的过程必须来自督导关系的动力。

正如第一章所概述，督导是由三角形中的一系列配对所组成的，但来访者始终是其焦点所在。这些配对可能包括：被督导者与来访者、被督导者与督导师、督导师与来访者。但在这一切中，必须照顾到的是来访者。投射和移情会蔓延到整个团体督导中，所以某种程度上，团体中的投射与移情更容易被观察到；在一对一督导中，投射与移情会紧挨在一起，必须首先跳出督导师和被督导者的个体基本情况，才能观察到它们。因此，督导是移情的延伸，即移情从来访者到被督导者（增加或减少），再到督导师。这样做的好处在于，它允许在督导中过程的存在，即被督导者的个人移情可作为来访者临床材料中移情的承载工具，这跟瑟尔斯（Searles，1986）所描述的是一样的。督导师情感体验的信息价值在于，他对自身移情和反移情的意识是揭示并行过程所需证据的一部分。然而，这份工作是与来访者的材料有关的，来访者的材料在督导师和被督导者的移情和反移情反应中，或显著或隐晦地表达出来。因此，督导师处在重叠三角形的支点上，与被督导者的关系是一种"去努力地理解来访者"的关系。

人们可能会疑惑：督导是否向我们展示了"狮身人面像之谜"？在

埃及传说中，狮身人面怪是一个女妖，为了弄清自己的出生之谜，她给俄狄浦斯设了一个谜题。但俄狄浦斯在试图解开这个谜题的过程中犯了乱伦之罪，女妖也因此而自杀。"狮身人面像之谜"是我们必须要在督导中觉察的，荣格（1956）认为"狮身人面像之谜"是一个陷阱，俄狄浦斯因幻想自己无所不能而被困其中。这个古老的传说给督导师敲响了警钟，如果督导师误以为自己能够解开所有的谜团，那他就是在自欺欺人。如同俄狄浦斯一样，无所不能的幻想和盲目会把我们带到危险之中。因此，我们需要觉察到所有的三组配对，需要避免与被督导者的内在世界发生"乱伦"，因为这不仅会破坏被督导者与来访者间的临床工作，也会让被督导者的无意识愿望见诸行动，从而妨碍了他的内在成长，阻碍临床工作的开展。

督导的强度和亲密的程度，提供了解开来访者案例材料和内在世界之谜的工具；督导也是一个容器，督导师和被督导者之间关系中的"个人元素"，在很大程度上被搁置在这个容器中。这样做的必要性在于，只有通过"亲密与节制"间的张力，才能创造出一个可以体验来访者感受的空间。那么，在这个空间中，督导双方的体验分别是什么呢？如果我把自己放在被督导者的位置上，我会发现自己的手中掌握着各种各样的要素：临床工作报告、我对来访者的感受、我对督导师的感受。此外，对于督导师对我说的关于来访者的内容，以及这些想法和感受与来访者的内心世界如何联系（或不联系），我有我的看法和感受。我必须在自己身上创造出一个良性的分裂和一个内部空间，我要反省哪些东西是属于来访者，以及该如何处理；同时也要看清哪些东西是属于我的，需要去单独处理。

作为一名督导师，我看到了临床材料，感受到了被督导者有关临床材料的移情和反移情。我意识到了它们之间的相互联系，也意识到了它们之间彼此独立。但督导师要间接地提到这二者来阐明来访者的困境，并避免受到被督导者个人因素的影响。也就是说，督导师需要对来自来访者的移情和投射保持明确态度，但需要对来自被督导者的移情保持模糊态度。如果督导师开始与被督导者的移情工作，督导工作的联盟就会发生变化，会变成"乱伦的二元体"，退行会被鼓励，三角关系的联盟会逐渐消失。在治疗中允许来访者退行是对移情的体验和探索；在督导中也可能会出现被督导者的退行，但这并不是我们想鼓励的。相反，我们在努力使每一位被督导者的观察者自我都能够在督导中实现分离和发展，观察者自我不会使其迷失在退行的渴望中，也使其能够与来访者一起思考、联结并反思。

因此，我们需要把一对一督导视为处理临床材料的一个非常强大的工具，特别是在只针对一名来访者进行督导的情况下。针对来访者并行的内在世界和父母意象，一对一督导产生了与个体治疗强烈而丰富的相似之处，进而调谐督导师和被督导者间的移情和反移情的问题。

有位男性被督导者递交了关于一位女来访者的案例报告，来访者的母亲是律师，父亲是教师，父母均已退休。被督导者对与这位女性来访者的临床治疗工作表现出持续的关注，但也表示他很难在治疗中思考或表达自己的感受，觉得来访者常常让他感到无能为力。此时，作为督导师，我觉察到自己时常想要去给出一些说教性、公式化的建议；对于这位被督导者的挣扎和与这位女来访者在一起的那种"崩溃"的感觉，我时常感到愤怒，想要加以批评。当反思自身感受时，我意识到我与被督导者间已经分化成两种截然对立的二元立场，我们都在扮演着来访者内在的父母角色。在我们这个督导师—被督

导者的二人组合中，来访者内在父母的二人组合被并行了出
来。但我们之间分别内化的父母角色不同。我内化的是批评型
的"照章办事"的母亲，而被督导者则内化的是"自卑和崩溃"
的父亲。

当我尝试着理解这些动力，理解我和被督导者之间互动的"力"是
如何影响我们的"能"与"不能"时，我开始觉察到来访者的父母之间
没有一个简单的或有创造性的语言交流，以及来访者拥有两个性格对
立的内在父母形象是多么难熬。我对被督导者解释道，我感觉我跟他之
间的关系就像是来访者父母间的关系一样，充满了挣扎，而且我对来访
者与她的内在父母之间的冲突感到好奇。我的解释利用了"此时此地"
和并行过程，通过对当下关系的解释来理解来访者的材料。这使我们能
够去反思来访者所带来的材料，尤其是关于她内在父母的部分。被督导
者很清楚，在与来访者沟通交流的过程中，他所面对的是来访者强加给
他的那种"被人瞧不起"的男子气概，他和来访者都在与这种男子气概
做斗争。与此同时，来访者的内在世界由其母亲表征的超我所控制，来
访者无法成功与之分离。对我来说，这种"斗争的元素"很显然也存在
于被督导者的个人移情之中，这也能反映出为什么他选择我做他的督
导师，反映出为什么他选择把这份临床工作带到督导中。尽管督导关系
包含了被督导者的这些个人信息，这也是我要"有所放弃"的地方，而
不是用个人化的方式满足他的这些个人信息，这样做能够使被督导者
在个人体验中关注自身的脆弱性。作为督导师，我也需要对自身的督导
性格有所觉知，意识到它是如何让我容易认同来访者的投射，容易认同
被督导者的焦虑。我需要利用自己的能力来观察我的反移情，以此了解
工作中的动力，并确保我不会跟来访者和被督导者的投射共谋。在这种

情况下，我的目标是在来访者的无意识和临床过程中，与被督导者一起完成抱持功能与并行功能。

蒙特塞拉特·马丁内斯·德尔·波佐（Montserrat Martinez del Pozo）在论文《论精神分析心理治疗中的督导过程》（*On the process of supervision in psychoanalytic psychotherapy*）中写过，被督导者要有一个"足够好的自体，能够在'整合—瓦解'的波动间维持他自己"，也描述了被督导者是如何学习的（del Pozo，1997:55）。为了保护并使得"被督导者的学习"发生，我必须控制住自己在这个过程中的焦虑，并避免进入被督导者的私人空间；我必须能够信任被督导者的专业精神，信任被督导者在内在或个人体验中处理这个部分。通过专注于来访者的临床材料，被督导者能够以一种有助于修复治疗师的发展的方式，来整合和欣赏他与来访者体验的各个方面。被督导者需要发展自己的内在对话，以此将个人反移情和移情与来自来访者的投射性反向认同（Grinberg，1997）区分开来。伊姆雷·西索迪（Imre Szecsody）反映：

> 值得注意的是，当督导师能保持在均匀悬浮的位置上时，"被督导者的学习"发生得最为频繁。这个立场不仅是一种开放、不评判和非竞争的态度，还包括持续和稳定地关注被督导者对与来访者间互动的重构：换句话说，将被督导者和来访者的互动看作是一个具有自己边界和框架的"系统"。

在被督导者的内在对话中，在吉（Gee）所提倡的沉思中，"整合-解体"和"解体-重新整合"的过程（Fordham，1994）发生了，因为"自体的有意识和无意识部分发生了对话"（1996:540）。通过对话，自体无意识的某些部分被带入到意识中，以我作为督导师和被督导者的经验来看，这些"被带入意识的部分"可以成为督导过程中"转变性"（也可以是"疗愈性"）的体验。这些"内在的心理和情感过程"可能在督导过程中是缄默的，但它们构成了督导"内在对话"的一部分，正如爱德华·马丁在本书的第九章中所评论的那样："（内在的心理和情感过程）影响着来访者及被督导者的内在世界，改变了来访者及被督导者的内在客体。"

总结

　　为了使得督导过程成为被督导者理解来访者材料并对其材料进行处理的"转变性"经历，督导师必须建立起与被督导者的"自体或自我"相关的活动模型，该模型与被督导者或来访者间的互动相关。督导师需要意识到，督导过程在"内在世界"中具有许多维度。蒙特塞拉特的扩展临床菱形概念为我们提供了一个更大的框架，在这个框架中，我们可以思考外在世界的参数和内在世界的督导过程。在我的案例及我作为督导师和被督导者的经历中，督导的过程既涉及我们的专业自体，也涉及个体自体（Ekstein & Wallerstein，1972）。凯斯门特（1985:76）用"诊断反应（内在督导师或专业自体）"和"个人反移情（个体自体）"的概念，定义了被督导者内在世界的这些方面。然而，我们对这两个概念间关系的看法是，它们既不可分割，又不可避免地存在着某种内在的有意识或无意识沟通（Casement，1985），存在着一种专业自体与个人自体的沟通，存在着督导师与被督导者在内在世界多个方面的沟通。正是这些沟通的动力，创造了督导过程中转变的可能。督导关系必然包含着督导师和被督导者的个体元素与专业元素，在某种程度上，正是这些个体与专业元素共同构成了来访者无意识交流的纽带。因此，尽管督导师和被督导者都允许自己成为其工作的工具，并允许自己反映（并行）出来访者材料对自身的影响，但隐藏其中的是：督导过程可能会在内在对被督导者产生影响，而这个影响本身就对来访者有治疗作用。

参考文献

Bion, W.R. (1967) *Second Thoughts*. London: Maresfield Library.

Casement, P. (1985) *On Learning from the Patient*. London: Tavistock Publications.

del Pozo. M.M. (1997) 'On the Process of Supervision in Psychoanalytic Psychotherapy' in B. Martindale et al. (eds) *Supervision and its Vicissitudes*. London: Karnac Books, pp. 39-59.

Ekstein, R. and Wallerstem, R. (1972) *The Teaching and Learning of Psychotherapy*. Madison, CT: International Universities Press, Inc.

Fordham, M. (1961) 'Suggestions Towards a Theory of Supervision' in Sonu Shamdasani (ed.) (1996) *Analyst-Patient Interaction - Collected Papers on Technique*. London: Routledge. pp. 49-56.

Fordham, M. (1994) *Children As Individuals*. London: Free Association Books.

Gee, H. (1996) 'Developing insight through supervision; relating, then defining', *The Journal of Analytical Psychology*, 41(4): 529-552.

Greenson, R.R. (1981) *The Technique and Practice of Psychoanalysis*. London: Hogarth Press.

Grinberg, L. (1997) 'On Transference and Countertransference and the Technique of Supervision' in B. Martindale et al. (eds) *Supervision aud its Vicissitudes*. London: Karnac Books, pp. 1-24.

Hawkins, P. and Shohet, R. (1989) *Supervision in the Helping Professions*. Milton Keynes: Open University Press.

Jacobs, D., David P., and Meyer, D.J. (1995) *The Supervisory Encounter*. New Haven, CT and London: Yale University Press.

Jung, C.G. (1956) *Symbols of Transformation*, Collected Works, 5. London: Routledge and Kegan Paul.

Langs, R. (1994) *Doing Supervision and Being Supervised*. London: Karnac Books.

Malan, D.H. (1979) *Individual Psychotherapy and the Science of Psychodynamics*. London: Butterworth & Heinemann.

Mattinson, J. (1975) *The Reflection Process in Casework Supervision*. London: IMS/Tavistock Institute,

Samuels, A. (1989) *The Plural Psyche*. London and New York: Routledge.

Searles, H.F. (1986) 'The Informational Value of the Supervisor's Emotional Experiences' in H.F Searles, *Collected Papers on Schizophrenia and Related Subjects*. Lon-don: Karnac Books, pp. 157-176.

Stoltenberg, C.D. and Dehvorth, U. (1987) *Supervising Counselors and Therapists*. San Francisco and London: Jossey-Bass.

Szecsödy, I. (1997) '(How) is Learning Possible in Supervision?' in B. Martindale et al. (eds) *Supervision and its Vicissitudes*. London: Karnac Books, pp. 101-116.

第二部分

在督导中学习

第 五 章

教学与督导的关系

约翰·斯图尔特

回首学生时代，我们会回忆起许多往事，也会产生从怀旧到尴尬等一系列相关感受。当然，大家也都记得各自的老师，记得谁是我们喜欢的，谁是我们害怕的，谁是我们毫不在意的。我们对老师的尊敬很可能是由外部因素（如他们在课堂上的表现）和内部的因素（如他们在个人层面上对我们的反应）所共同构成。不同的老师能够启发不同的学生。

一些督导师被认为是"好的"，而另一些则被认为是"没那么好"。当心理治疗师和咨询师回忆起他们被督导的经历时，也能观察到相类似的反应。他们对督导师的评价似乎是基于这样一种观点，"有一些人要比其他人更有帮助""督导师各有其长处与短处"。通过对督导师的移情与投射，很多培训机构的团体动力得到了持续的满足。毫无疑问，所有接受过督导的人都感受过在争取督导会谈时的期望和焦虑，更不用说被分配给一名督导师，甚至被分配到一个督导团体中去。

这些焦虑并不一定会随着对机构有了更多的了解而减轻。因为随着被督导者与机构中的非正式沟通系统和集体交流系统接触的增多，对个别督导师的正面或负面声誉可能会变得永久化。

"督导"意味着由一个人来监督、观察或监视，但这个人可以在一定程度上部分地脱离所讨论的活动。这个人坐在一旁，或者像直升机一样盘旋在被督导场域的上空——他不仅只是一个随意的观察者，更是做出一个对正在发生的事情具有一定的专业权威或承担了某种责任的人。"督导师"意味着像一位导师或引路人那样行动，如评估临床操作、维护专业纪律、教授、指导、促进学员学习。一位督导师可能同时拥有所有这些角色，但若要以描述的方式——列举，便会具有局限性。

我想要看一下在督导过程中实际发生了什么，以及在督导过程中能够突显督导师作为"教师"身份的各个方面。为了简约起见，我将重点介绍一对一的督导师—被督导者关系，但也不排除附带讨论一下团体动力。为了方便讨论，我决定先给大家呈现一个督导会谈中的临床案例。

临床案例

为了呈现这一例子，我借鉴了曾经的经历。但以下材料并不是督导会谈的摘录，只是一个概括后的说明，为的是给出能够引发注意的焦点，以便将临床督导的工作实践牢记于心。随着讨论的深入，我将时不时地回到这个案例上来。也希望读者能够利用这个案例加深思考，因为本案例不是一个详尽的讨论，它很可能会引发大家关于督导实践的更多提问。

在一家诊所里，一名女性督导师在给一名新手男性被督导者提供每周一次的督导。被督导者汇报了他与一名新女来访者的治疗工作，他每周与这名来访者约谈三次，在最初评估访谈中，来访者抱怨自己无法发挥创造力或投入地玩耍。一直以来，他们治疗的氛围始终都是尴尬而僵硬的，来访者要求做一些"家庭作业"，治疗师则说他会看看能回应她些什么。

被督导者在第4次督导会谈开始时报告了一个梦，因为他认为这个梦可能与他跟来访者的互动有关。在梦中，被督导者尝试跳进泳池，却发现水面上有一张和电影院屏幕一样的薄膜阻碍了他。他不确定发生了什么，但认为可能与阻抗有关。他对诊所的服务部门表示不满，介于他们给他安排了一个如此困难的来访者，他同时要求借助督导师丰富的临床经验和阅读材料，以获得一些理论指导，帮助他理解这个案例。

督导师开始思考来访者所说的"不能投入地玩耍"，她提醒治疗师去阅读一下温尼科特关于创造性空间的使用、寻找客体的需要和玩耍能力的发展等理论。督导师还想知道这个梦是否提示了治疗师的阻抗，或是对被激活的反移情的阻抗。她鼓励治疗师在督导中思考这个问题，或选择与他的个人体验师讨论。在督导过程中，治疗师认真地倾听着，看上去似乎在反思。

在督导后的治疗中，被督导者告诉来访者，他们（治疗联盟）似乎在阻抗治疗的机会，并评价说来访者无法与治疗师一同"玩耍"。来访者继续接受了一次治疗，但抱怨治疗师有入侵性，希望结束治疗。这位来访者没再参加后续的治疗，并书面确认决定不再继续。

在随后的督导中，被督导者对来访者的离开表示震惊，他觉得自己一直在听从督导师的建议。来访者对于治疗师邀请她花时间对此事进一步探讨的书信一直没有回复。

督导三角

精神分析或心理动力学督导是一项活动，督导师和被督导者以治疗师的身份思考被督导者与来访者之间的沟通互动——来访者在这一过程中是作为第三方而存在。督导关系中的三元或三角属性很复杂，因为它由两个互为补充的三角形所构成。这两个三角形中的每一个都只有两方人员参与，缺席的第三方虽身在他处，却暗中存在。在督导会谈中，缺席的来访者作为讨论的焦点公开在场；而在治疗会谈中，缺席的督导师是一个更加隐蔽的存在，督导师既存在于治疗师"有意识的知道"中，也存在于来访者"无意识的知道"中。两个三角形之间的区别是，督导师清楚地知道他被排除在另外两方的治疗互动之外；督导师要抱持住他们的这段治疗互动过程，并承担被督导者治疗工作和行为的临床责任。

马丁森的研究表明，督导师在思考二元关系时似乎很惬意；研究也证实，督导师若将关注力专注在督导关系的三元互动则会很难。很多时候，督导师往往能够非常清晰地描述治疗师与来访者之间所发生的事情，但对其督导过程本身的记忆却很模糊。马丁森指出，督导中的对话不仅仅是治疗师汇报"与来访者工作时的对话与情感过程"。被督导者有意识的记忆中混杂着他在理解与来访者的治疗过程时的无意识沟通困难，被督导者给督导带来的临床材料，也许要比他所能意识到的更多。

治疗三角关系与并行过程

被督导者对督导师的影响方式，可能会在无意识中反射或并行出来访者对被督导者的影响方式。对并行过程或反射过程的使用，是督导师工作的一个重要方面。并行过程能够给被督导者提供强有力的建立模型的体验，有了这种体验，被督导者就能够巩固维持在学习位置的能力，也能够同时拥有参与者和观察者的双重视角。斯蒂米尔（Stimmel，1955）补充了关于过分强调并行过程的注意事项：来访者身上明显反映的冲突，可能会掩盖被督导者内在的或督导关系中未曾解决的问题。

临床讨论

在上述临床案例里，被督导者在与督导师的关系中很明显地并行了来访者对治疗的阻抗。存在争议的地方是阻抗的位置；需要深入思考的地方在于，治疗师内在的个人阻抗与材料中所反映出的来访者内在的个人阻抗之间的区别。同样值得注意的是，督导师完全卷入到这段并行过程之中，以至于给被督导者推荐了一些理论材料，而不是将他对知识理论的要求与来访者对家庭作业的要求联系起来。

教学与督导的交接面

尽管督导具有教学功能，但教学显然是一项有别于督导的活动。我想先提醒一下督导三角关系的焦点是来访者，然后再回到教学与督导的交接面上。一个常见的说法是：心理动力学督导可被定义为这样一种活动——比个体治疗要少，但比教学活动要多。这引起了人们对这两种紧密结合的治疗学科之间交接面的兴趣——督导活动需要被区别开来。督导师面临着双重诱惑，这些诱惑与被督导者的个人需求相关。对被督导者过多的关注可能会偏离至"过分放纵"和"颠覆任务"的局面；而过分强调理论或技术可能会偏离到"枯燥无味的教学"的局面。督导师要在不扮演治疗师或教师的情况下，提供充分的个人支持和教学投入。

那么，我们该如何定义督导师的教学投入呢？督导师有时会加以澄清、挑战假设、给予鼓励或提供理论支持。如果回到"督导活动不仅只是教学"的说法上，我们就能得出这样的推论：督导与教学既有共同点，又有区别。我们所说的教学是什么意思？是知识的传授吗？尽管在督导中我们需要吸收大量的理论知识，但督导工作不仅仅只涉及抽象思考或理论假设，也许还需要给予技术指导。但难道督导仅仅只限于向被督导者传授技术或理论吗？我们确实需要理论，理论也是治疗工作的重要组成部分，但如果想避免变得太像教师，那么保持平衡是很重要的。

临床讨论

我们可以提出这样的问题：这个梦是反映了来访者的阻抗情绪，还是被督导者的阻抗情绪？督导师建议被督导者在其个人体验中对这一问题进行进一步探索，但这样做却无法探究这个问题在督导中的阻抗性质。这可能源于在促使被督导者关注临床治疗时，督导师错过了手头的问题。而督导师过于坚决地避免成为被督导者的治疗师，可能表明督导师陷入自己的阻抗之中。当她建议被督导者去阅读某些理论时，她已经被"吸引"到了教师角色中。

教学模式与督导

吉特曼（Gitterman，1977）讨论了以教师为中心的学习模式会过度仰赖于教学活动。专家或教师将知识或技能教授给学生，学生作为被教育对象，是知识和技能的接受者。这种做法的一个缺点是，学生永远无法超越教师专业知识的最大值。虽然教师从展示自身的聪明才智中收获了满足感，但他们对学生的洞察可能不太够。事实上，学生们可能会被批评为是愚蠢或迟钝的，不够被理解，也很少有人注意到他们为什么会这样。教学方法倾向于鼓励死记硬背，或把建议作为一套具体的指示来执行。一些督导师的个性可能会使他们采用这种教学督导风格，其督导风格可能会与一些希望被告知该做什么的被督导者的（更为被动的）立场共谋。

在《艰难时世》（*Hard Times*，1854）中，狄更斯精彩地讽刺了以教师为中心的教学方法的危害。小说中托马斯·葛雷更（Thomas Gradgrind）是一个喋喋不休地将"事实及更多的事实"轮番灌输到学生脑海中的老师，这种将学习等同于"反刍事实"和"记忆能力"的教育观遭到了狄更斯的质疑。葛雷更也许是一个用来娱乐大众的滑稽角色，但当督导师也以一种过于坚定的态度陷入到教师角色之时，反思一下这个场景也许有所帮助。当然，尤其是对于那些没有经验的被督导者来说，督导师有些时候可能不得不采取说教态度，甚至这些被督导者可能会给督导师施压，让督导师告诉他们应该怎么做。然而，如果被督导者被持续地降格为一个消极被动的参与者的话，督导的结果只可能是产生一个督导师的"克隆体"。

还有一种同样无益的教学方式——教师完全放弃了教授任何东西

的责任。他们关心学生并对其过于宽容，放弃强调纪律严明、进行严格要求。如果我们把这一做法应用到督导教学当中，可能会造成一种自由放任的督导态度，使被督导者不断地在犯错和尝试中摸索前行。这些被督导者的学习过程变成了自我导向，并且缺少来自督导师的重要投入。因此，全能感开始降临到这些被督导者身上，而不在督导师那里。在极端情况下，这种全能感可以作为一种防御，来对抗"面对未知的焦虑"。

威廉·戈尔丁（William Golding）的小说《蝇王》（*Lord of the Flies*，1954）描述了一种缺乏专家指导或控制的情况。作为飞机失事的受害者，一群男孩儿不得不在没有成人指导和专业知识帮助的情况下，努力自我管理并生存下去。他们竭尽全力想要弄清楚发生了什么，制定规则和仪式，来应对"无政府状态"。其中一名成员最终成了团体动力的受害者，他因质疑一个似乎占了上风的体系而惨遭杀害。

"自我导向"和"自我评估"式培养的弱点在于，由于缺乏经验丰富的督导师的教学参与，学员们可能会变得自大而专横。而这可能会导致团体动力被原始的竞争与嫉妒情绪填充，并被团体中普遍存在的偏见和阻抗制约。因此，团体成员可能没法接受能够促进其专业能力提升的专家观点的挑战。还有一种情况是，一些督导师在评估被督导学员的学习能力时，迟迟没有采取更加透明的立场，这会导致被督导学员的"自我评估"与督导师的评估报告一起共同构成了鉴定学员能力的评估因子。

把"教师"与"学生"的身份对立起来的讨论，过分专注于教学双方所扮演的角色，却没能强调实际的学习过程，也没能把学习看作一种更加中立和互动的活动。从这个意义上说，将督导视作为一个学习空间可能会更为恰当。在这个空间中，被督导者有机会在同样乐于接受鼓励与挑战的督导师指导下得到专业化的成长。有时，督导师不得不调整自身的焦虑，在过于主动的积极干预和放弃挑战的宽容态度间把握好分寸。

依靠"填鸭教学"的被督导者可能无法像依靠自我"觅食"的被督导者一样茁壮成长。

临床讨论

在上述案例中，督导师想尝试从被督导者那里得到一些意见，但她很快被他引导，发表了自己的评论，给出了一些可供阅读的理论材料。督导师似乎被吸引到一种更具有说教性的互动模式中。在这场互动中，被督导者听到的是一种指示，但他没能将督导师的话内化为对他临床治疗过程的评价。回到治疗中后，他请来访者注意"她（来访者）不能与他一同玩耍"这个部分，这个提醒似乎反映的是治疗师的需要，但不是来访者的需要，它的含义是："我需要你与我一起玩耍"。来访者不被允许有空间去发现"该如何玩耍"，似乎被督导者也没有能够充分理解到来访者阻抗的本质，这最终导致了治疗的结束。这就引发了一个问题，督导师是否能够探索督导过程中发挥作用的动力机制。

大脑发育是学习的基础

学习能力的基础是在婴儿期奠定的，并为建立今后更为正式的教育过程提供了平台。督导关系的双方，都具有在各种教育和职业机构中长期学习的经验。如果能够理解婴儿时期心理功能形成的某些方面，我们就会对成年人的心智功能有所了解。我想先提出这样几个问题："学习过程的基本构成部分是什么？这些构成部分是如何发展的？它们会对心智功能产生哪些影响？"这能帮助我们理解督导中的学习是如何进行的。

当代对"大脑吸收和处理信息能力的发展"的研究，建立在对新生儿大脑工作的研究基础上。研究人员通过脑部扫描仪，将电极附着在头皮上，监测脉冲的传输，并将数据输入到计算机模型中。此时，大脑功能的模型就可以与外部环境中所观察到的刺激相关联。

美国研究人员布鲁斯·佩里（Perry, 1995）为理解"中枢神经系统的发展方式和可能损害学习的适应不良反应"做出了贡献。

对大脑功能的详细描述超出了本章范围，也超出了作者的理解范围。我仅在此罗列一些将大脑功能和学习模型联系起来的普遍观点，希望能给大家带来帮助。

佩里认为，为促使大脑发育，它必须受到刺激。他将这定义为"依赖于使用的神经变化"。大脑由大约一亿个脑细胞或神经元构成，每个脑细胞或神经元都有能力吸收对其产生影响的刺激，再通过化学反应将能量传递给邻近的细胞。刺激的来源要么是通过触觉、视觉、嗅觉和听觉等外部环境，要么是通过记忆、情绪等内部心理过程。通常情况下，如果接收到一连串的持续性输入，大脑会出现神经元脉动状态（有规律地跳动）下的反应性兴奋或输出。大脑的自然可塑性如下：它既能够使大脑神经元对刺激做出反应，又能够使大脑神经元恢复到初始状态。但如果刺激的强度与频率足够充分，那么就会形成一条使这一系列神经元更加易于接受的新通路。但这些都发生在大脑的局部网络中，随着暴露的扩大和反应复杂性的增加，会产生不同区域的神经元通路。

在大脑正常成熟的过程中，发育顺序为新生儿早期控制心跳和呼吸的原始脑干活动，到后来的复杂认知和多功能活动。激素在大脑的发育成熟中起着一定的作用，但大脑对激素的接收程度取决于发育过程中所受到的刺激。关键在于，如果大脑不被使用，就无法挖掘自身固有的潜力，且重复的经验会创建出一个固定模板，把所有新的经验都"过滤"掉。"大脑的神经网络被激活得越多,对促进生存所需的新信息的内化就会越多"。

从这个意义上讲,学习是一项身体活动。荣格派心理学家、作家特雷桑 (Tresan,1996) 将学习过程称作实体化——学习是在"在躯体中登记注册",并将学习过程与大脑的遗传发育结构、大脑从环境中寻求回应的倾向联系起来。使用荣格的参考框架来说:自性原型需要寻求体验,来实现它的发展潜力。

要么适应周遭环境,要么遭受灭亡——在生物学上,我们"学会了"生存。这种适应不仅包括获得基本的运动技能与社交技能,还包括在应对压力时做出反应,以及管理随之而来的焦虑。佩里观察到:若某人反复暴露于过度的压力或创伤下,一些特定的心理路径会被刺激而过度发育,导致内在的反应与感官输入程度不成比例。佩里讨论了原始的或战或逃反应,他认为这种反应是活跃于新生儿大脑活动中的一种唤醒反应,或是活跃在遭受创伤情况下的一种过度唤醒反应。除此之外,他还增加了"冻结反应"这一概念。佩里认为冻结反应实际上是"关闭"了中枢神经系统,并阻断了外界刺激的所有输入。佩里将这种过度暴露于压力之下的行为定义为"致敏",并将之概括为"'反应'变成了'特征'(即瞬间变成了永恒)"。

鉴于本章的重点是"在督导环境下的学习过程",因此,刺激不足和创伤过度对一个人所造成的伤害是需要被重视的。很明显,许多由被督导者带到督导中的来访者,其心理能力的成长发展将会碰到很多困难。我们还需要注意到,在引发焦虑的情况下,被督导者以及督导师可能也会变得"敏感",并且容易"过度兴奋"。

学习是一个通过刺激的频率与强度来促进学员心理通路的发展,从而从生理上改变其大脑的过程;这一结果与西索迪 (Szecsody,

1990）所认为的"学习是一场突变（变异）体验"的观点相一致。

心理发展和照料者的角色

佩里注意到"经验"对大脑结构的影响。这使我们对自身所经历过的"经验"的本质产生了疑问。艾伦·朔尔（Alan Schore, 1996）注意到心理功能结构受外界刺激影响的方式，他特别提到了照料者（护理人员）对新生儿的影响。

朔尔对他和其他人的研究进行了总结，这有助于推进鲍尔比（Bowlby, 1969）对"依恋行为的思考"，进而理解"学习过程"。朔尔从"大脑是一个自我中介系统"的原则出发，认为自我调节是人类活动的基本原则。他指出，位于右半球的大脑旨在管理"情绪调节"和"唤醒调节"。从生命的最初几周起，这个功能就开始发挥其作用。

大脑的自我机构能力是在与另一个自我、另一个大脑的关系中发展起来的。与照料者的亲密接触对于婴儿早期心理功能的内在调节至关重要，因为这维持了个体在白天与晚上、清醒与休息之间的一个平衡又节律的环境，与维持对温度高低和液体摄入的平衡同等重要。照料者的存在管理着婴儿所体验到的强度与持久度，照料者尝试为婴儿调试出一个平衡和抱持的环境。一个得到良好调试的物理与情感环境被定义为一种"共同调节"的状态。随着运动能力和语言能力的发展，婴儿的个体能动性、自我概念或身份概念、自我调节能力都在稳步成长。照料者的作用是作为一个原点，使婴儿可以退到照料者处得到"共同调节"和恢复。

比昂（1962）提出了"原发母性贯注"（maternal reverie）的概念，指母亲通过深沉的凝视来环抱婴儿，母亲环绕的双臂是婴儿发展其自身思考能力的基础。就临床效果而言，这样的"母性贯注"是有效的，也能带来母婴共同调节的状态。

温尼科特（Winnicott，1960）将这种深沉的凝视称之为"母性的全然关注"。温尼科特的关注范围相较于比昂要更广，他认为"母婴单元"为婴儿的成长发育提供了基础，是抱持性环境的一个部分。

朔尔（Schore，1996）认为，不稳定或不可靠的照顾会扰乱婴儿的基本生活节律，并可能在婴儿绝望地试图维持平衡时，促使他过早退回到一种自我调节状态。遭受过不稳定的共同调节的婴儿，会发展出一种不安全的依恋模式或不恰当的自我调节倾向。这些婴儿获取、保存和使用信息的能力也可能受到影响。

朗斯（Langs，1994）提出了"干扰"的概念，并将这一概念应用到治疗环境中的无效干预上。朗斯认为，如果来访者认为治疗师在对待治疗框架时漫不经心，他就会拐弯抹角地把自己的感受传达给治疗师。这一提示可以是有意识的，也可以是无意识的；可能是通过行动，也可能是通过语言。如果治疗师接收到了这些提示信息，认同了来访者的这份痛苦，并调整了自己的行为，来访者就会做出"肯定"或"通过考验"的回应。

在临床治疗中，治疗师的目标是给予并促进与来访者共同调节的能力。同样，在督导中，督导师建立起对被督导者的全然关注也非常重要。督导师的职责之一是提供一个抱持性环境，让被督导者能够去感受和研究来访者；并在面对来访者的痛苦以及承受来访者带来的投射时，恢复个体平衡感。被督导者回归理性的一个表现是意识到治疗框架中"断裂"的影响。换句话说，督导师对被督导者心智功能的共同调节，就像是治疗师转过身去抱持住来访者那样。这段共同调节的经历能够促使被督导者的思考及学习。

临床讨论

在讨论案例的过程中，督导师曾尝试给出一个思考的空间。但后来，由于引入了一些被督导者尚未准备好去思索的理论材料，督导双方被拖入了"加快步伐"的行列。在之后的治疗工作中，被督导者以不恰当的方式调谐来访者——来访者与被督导者的焦虑程度都上升了。

该临床案例揭示了这样一个问题，即被督导者所能感受到的督导师的抱持与接纳的程度，决定着被督导者能够从来访者的影响中复原并回归理性的程度。

通过扫描感官输入来学习体验的"语法"

《卫报》（*The Guardian*，Radford，1998）引用的研究表明，婴儿在很小时就能对周遭的说话声产生反应，到4个半月大时就能够理解话语中的语法结构。科学家发明了一种全新的、毫无意义的语言，然后让婴儿接触这种语言，到8个月大时，他们已经学会如何解析这些语言，并把它们分解成词汇。到18个月大时，他们开始理解词汇的含义，并逐渐积累词汇。婴儿似乎在以一种整体的、不集中的方式扫描涌入感官的数据——在能够使用语言以一种全新的方式建构其精神世界之前，婴儿每一刻都在体验着周遭这些数据。

《卫报》的这篇文章可以为人类早期的学习过程提供一个基本隐喻，即婴儿通过"扫描"他们周遭的环境，来尝试理解所体验到的"基本模式"或"语法"。这样的扫描似乎是持续的，而且通常是下意识的。在其发育成熟的过程中，婴儿能够以这些基本模式为基础，去发现意义、语言和身份。这使他们能够发展出与周围环境的对话，与他人的交流，最终成为一个能成功照顾自己的成年人。成年人不会像婴儿那样承受着"要掌握新经验"的压力，但他们仍然需要监控自身体验，并扫描周遭环境，寻找可能导致威胁的指标。

婴儿通过扫描环境以构造出节律的经历是有用的。瑟尔斯（Searles，1975）写到，在角色逆转中，来访者无意识地充当了"分析师的治疗师"。若将角色逆转这一概念运用到督导情境，就会让人觉得被督导者的部分注意力常常会无意识地集中在"对督导师的督导"上。观察者自我在治疗和督导的联盟中，都发挥着重要作用。

凯斯门特（Casement，1985）提示关注被督导者对自身"内在督导师"的发展。这是指被督导者从一个更独立的内在位置来审视自己工作的能力，对自己的工作进行判断与鉴定。即被督导者可以通过内化督导师的方式发展出一种能力，来思考治疗干预措施对来访者的影响。

临床讨论

能够多大程度从面对"来访者要求家庭作业"的治疗师的反应中寻找到来访者的线索，是个需要深入讨论的问题。治疗师能否反思来访者要求做家庭作业的意义？能否反思那些针对"对来访者在玩耍上太过干涉"的抱怨？治疗师能否留意到自身的愤怒，并把这份愤怒与来访者关联起来？

被督导者也许正在留意督导师对其案例材料所做出的点点滴滴的反应。一些被督导者能很轻易地捕捉到督导师的积极反馈，而另一些被督导者可能会敏锐地感受到督导师的负面反馈。在上述案例中，督导师似乎没能充分关注到被督导者所表现出的焦虑。

记忆

记忆是学习过程的重要组成部分。没有记忆，就不会有经验的积累。佩里等人（1995）的结论是，大脑不存在一个单独的区域用以专门存储记忆。记忆活动需要把大脑不同区域的信息整合在一起。如弹钢琴或督导这类复杂任务，需要复杂的记忆，也需要利用大脑中的许多系统来完成。这其中包含了认知与重建及对事物的感知能力。在有效的记忆活动中，一般能够保存七个模块，同时还有成千上万个模块处于一种随时能记忆起来的状态。不同的个体有不同的经验积累，不同的神经发展路径和不同的唤起状态，他们会以自身独特的方式记住任何给定的事件。因此，不同个体所能感知到的，以及能够从记忆中回想起来的，都会带有自己的偏差。

记忆与督导过程

被督导者向督导师汇报治疗工作时所提交的案例报告，依赖于被督导者的感知觉偏差，也依赖于被督导者对治疗过程中事件的回忆。如果被督导者的案例报告是基于治疗结束后的笔记整理成的，那么至少在一定程度上，这份案例报告还包含了督导师与被督导者对治疗中所发生事件的幻想。即便有完整的音频或视频记录，如若不加单独汇报，被督导者在治疗中所体验的情感也不会在督导中反映出来。

记忆的概念要比当时"实际对话的内容"广泛得多。让我们来思考一下之前提到过的"致敏"和"过度兴奋"，在治疗过程中，治疗师会感受到来访者的情绪反应及其强烈程度。在督导中，被督导者情感上唤起的痛苦或功能失调的反应，很可能是对督导学习过程最有帮助的贡献之一。某个被督导者可能会潸然泪下，但记不清发生了什么；也可能会明显丧失思考能力。重要的是要以尊重的态度对待被督导者的无意识过程，这样才能充分思考焦虑对记忆能力的影响。当督导师倾听被督导者的陈述时，他们所面对的不是一个客观事实，而是在历经了两次遗忘与删改之后对所发生事件的一种"记忆性解释"。被遗忘的内容与被记住的同等重要。

内在过程和对焦虑的防御

当压力与焦虑程度威胁到了个体平衡感，他们往往会退行到更加早期的应对模式。

从与孩子一起工作的经历中，梅兰妮·克莱茵（1975）指出，原始情绪防御的形成，是作为一种手段来应对体验中令人困惑的影响的，并应对由此引发的焦虑。成人照料者似乎被看作是良好体验的来源，或是被视为可以把所有不想要的感情都发泄出来的对象。克莱茵把这定义为"偏执-分裂位置"。

克莱茵认为，情感发展的重要里程碑，发生在婴儿意识到他的照料者既可以是好的，又可以是坏的，爱与恨可以同时发生之时。这是一个痛苦的认知，认识到所爱的人也可能遭受到破坏性冲动的影响，而婴儿能够从这场冲突中发展出修复能力与容忍罪恶感的能力。克莱茵将此定义为"抑郁"位置，认为从原始的"反应性防御"发展到"抑郁位置的主动性防御"，是情感发展的一个重要组成部分。压力下的成年人可能会退回到偏执-分裂状态，而回归到抑郁状态的能力是成年人心理健康的一个标志。

学习位置

马丁内兹·德尔·波佐（Martinez del Pozo，1997）提出了学习位置的概念。学习位置，就像抑郁位置一样，本质上意味着参与者已足够成熟，可以应对由不确定性所带来的矛盾情绪。

学习会使个体暴露于使其困惑、兴奋或恐惧的刺激之下。学习所包含的痛苦之处在于，它会使一个人的全能感与固有的思维模式受到质疑，随之产生的愤怒和不适可能会令人不安。

处在督导情境中的被督导者同样也不能幸免于这种"不安"，在过度焦虑的影响下，他们可能会退行回原始的防御性思维方式。他们的学习能力在退回偏执-分裂位置与恢复到抑郁或学习位置之间来回摇摆。克莱茵对此提出了一个中间位置的假设——感知觉位置。

处于防御中的被督导者可能会把重要的客体严格地区分为"好人"与"坏人"。这些被督导者可能会在不同的督导师之间、督导师与个体治疗师之间、督导师与机构之间，或在其他被督导者与机构之间，进行严格的区分。一方面，被督导者可能会把督导师理想化，虽然这在最初可能是有帮助的，但如果一直持续下去，学习就会受到抑制；另一方面，被督导者也可能会诋毁督导师，公然蔑视他们或私下"解雇"他们——阻抗学习。

想要彻底理解德尔·波佐所说的中间位置或感知觉位置有一些难度。针对中间位置，我不确定是否能够利用斯坦纳提出的"心灵撤退"（Psychic retreat）理论来对它进一步探索。"心灵撤退"被定义为从抑郁位置的冲突中撤离，同时也是一种积极主动的回避，以及是在偏执-分裂位置的投射性防御机制。从本质上讲，它是一种防御机制被激活后的心灵退缩状态。它既可以防御"学员"接收过多投射，也可以防御被督导者自身的攻击性与无意识的报复意愿。被督导者可能会思考停滞或不能再给来访者提供帮助，也可能会困在自己的世界里，无法接受督导输入。在极端情况下，作为焦虑感受的躯体表征，被督导者甚至可能会成为躯体症状的受害者。而躯体症状的无意识目的是为了生存，以至于将躯体状态和心灵感受关联到一起。

　　缺乏经验或是接受了来访者大量投射的被督导者，可能会退回到偏执-分裂位置，或退回到"回避状态"。督导师所能提供的是一次能使其得以宣泄的抱持体验、一片能使其开始思考的空间，或用朔尔（Schore，1996）的话来说，督导师提供了一次机会，让被督导者得到共同调节或恢复到更加成熟的功能模式。

　　我认为通过对隐藏在俄狄浦斯情结中的神经质冲突有更多反思，能够加深对学习位置的理解。尽管也许来访者不知道督导师的存在，但督导关系中的双方，却能够感知这个第三者（即来访者）的重要性。在研究督导关系动力时，应考虑到从二元关系到三元关系的"转变"。在此过程中，对学习障碍的关注焦点借助争取自主与控制的战场，将从原始的嫉妒和爱-恨分裂的偏执-分裂性防御，转变为竞争、对抗与嫉妒，即充分发展的俄狄浦斯情结冲突。被督导者的焦虑往往会被督导材料中的三角关系所激活。在这其中，包容和排斥的主题是突出的，从敌对的立场转向寻找榜样的立场的斗争也是突出的，参与者能够从榜样身上确证自己，并获得一种不断发展着的认同感。

临床讨论

　　本章中的例子示范了一些迹象明显的偏执-分裂型的思维模式。被督导者似乎把督导师理想化为一位有着丰富经验的从业者，也尝试把督导师与治疗工作进行切割。针对来访者的"不能玩耍"，以及督导师不能在过程中给予同理，被督导者甚至会有轻蔑的态度。

在培训中防御学习

在培训机构中的督导经验让我观察到，许多心理动力取向的新手治疗师在受训的最初阶段，都会受自身焦虑所困扰。而这些焦虑可能会导致他们回到偏执-分裂和回避防御的位置。在治疗空间中需要这些治疗师既是参与者又是观察者，这对他们而言是一种全新的、充满压力的体验，而且还无法向督导师汇报临床工作中的焦虑。在督导培训中，治疗师退行到防御位置是一种普遍现象，但重要的是要同时具有修复和反思的能力，即学习能力。督导师跟学员们一起工作的满足感之一，就是能够见证学员们的学习能力与专业能力在快速地进步与发展。

参与 WPF 心理治疗和咨询中心督导师培训项目的教学人员注意到，他们的学员在受训过程中也会经历过一个非常类似的过程。在这些学员们努力地掌握一门新技能时——即便是临床经验丰富的心理治疗师或咨询师——也常常会感到自身正处于一种困惑与不安的状态，需要在工作过程中同时抱持住被督导者与来访者。这可能是之前未被触及的困难或阻抗被唤醒了，暂时激活了更多的对抗学习的偏执-分裂型防御；也可能是督导培训的俄狄浦斯情结三角性质"从倾斜的、意想不到的角度"攻击了这些学员。

机构压力和学习过程

需要稍加提醒的是，督导师有义务牢记机构的压力对学习环境所带来的影响。埃克斯坦和瓦勒斯坦（1958）通过临床菱形的概念提醒了我们督导师在督导过程中的强大影响。塞齐迪（Szeesody，1997）和德尔·波佐（del Pozo，1997）对此进行了扩展，督导师在把控督导过程的边界时，必须事先明确自己将承受什么程度的机构压力，以保护被督导者的学习体验。

发现什么是需要学习的——同化学习和适应性学习

在本章的开头，我请大家关注西索迪（Szecsody，1990）提到的"学习是一场突变（变异）体验"。西索迪注意到了皮亚杰关于同化学习和适应性学习的区分。同化学习是指吸收信息的能力，增加已建立的"数据库"；"适应性学习"指的是"新的信息导致对现有认知模式的根本性修改，以便处理"（Szecsody，1997:109）。用佩里的话来说："依赖于使用而改变"的心理功能已经被激活。从这个意义上来说，学习促进了"心理功能的变化与发展"。

西索迪将皮亚杰的"学习类别"（categories of learning），与埃克斯坦和瓦勒斯坦（1958）在理解被督导者时"哑点"和"盲点"的概念联系了起来。尽管术语是过时的，但基本概念依然很有帮助。"盲点"指缺乏基本信息；而"哑点"指缺乏理解。西索迪得出一个结论：督导师经常混淆"盲点"和"哑点"，他会提供很多相关的理论或技术，而不是去解决被督导者在理解或处理自身动力时的无能为力。换句话说，它们混淆了"同化学习"和"适应性学习"；并且，被督导者被要求学习去更多的理论和技术，又增加了他们的焦虑。

我在本章前面的部分也提到过温尼科特有关"督导师提供抱持性环境"的概念。针对这部分，我想提一下温尼科特如何"将过渡性客体的概念扩展到文化领域"（Winnicott，1971）。我们在音乐、艺术或文学方面的许多文化遗产有待挖掘，如果不能得到开采、利用和内化，它们就始终都只是一个潜在实体，而不是一个活生生的生命实体。同样，精神分析和心理动力治疗的理论文献也已经存在，必须得以"发掘"和内化。督导的一部分教学过程是去帮助被督导者"发掘"或吸收这些理论文献，但更进一步来讲，这些理论更多是在被督导者与来访者的互动过程中去适应或内化的。因此，最重要的是将这个部分与"区分所谓的'盲点'和'哑点'的想法"联系起来，这些"盲点"与"哑点"会阻碍被督导者的学习。如果我们想要促进被督导者真正地学习，就必须深入理解他们的个人学习模式。我将在最后一节中讨论这个问题。

临床讨论

督导师似乎很难与被督导者的困难部分待在一起，在面对被督导者所表达出的焦虑感时，督导师常常会受其吸引，去提供"同化学习"（即提供相关的理论材料让被督导者掌握）。治疗师在来访者看起来非常焦虑的时候也是如此。或许更有帮助的做法是，治疗师陪伴在来访者的阻抗周围，并思考这些阻抗，反思自身的反移情感受。

个体学习风格

卡尔·荣格在关于"原型理论"的讨论中（Jung，1931）提醒我们，每个个体的天生性格倾向各不相同。因此，不同的思维、感觉、直觉和感受等心理功能可能在一个人那里占据主导，而在另一个人那里就完全相反。佩里等人（Perry et al.，1995）和朔尔（Schore，1996）共同指出，遗传潜能会受到不同个体的经历所影响。经历上的差异会导致人们使用完全不同的防御机制。每个人都拥有不同的教育经历和学习经历，因此，督导师需要考虑到每一位被督导者都会有各自不同的认知方式，不同的被督导者会因自身不同经历而拥有其独特的学习方式。

雅各布斯等人（Jacobs et al，1995）列出了被督导者所使用的4种思维模式：归纳思维、自由联想、创造性思维与自我反思性思维。所有被督导者都会使用这4种思维模式，但对每一种思维模式的使用程度迥然不同。由于每个人对案例材料的初始反应不同，因此思考案例材料的切入点也是不同的。重要的是，被督导者要利用自身较擅长的领域作为学习的起点，同时也要注意在成为一名治疗师的复杂过程中需要开发的心理功能领域。

归纳思维

有着较强逻辑意识的被督导者将具备归纳思维的能力。他们会从特定的经历中得出推论，尝试将之与一般原则联系起来。推理假设可以被改变，在不确定的"海洋"中，这些推理假设充其量只是一个指南针，使人们能够朝着参考点前进。督导师应尽量防止思维僵化，思维僵化会导致某些思想被强加给被督导者和督导师，而不是促发他们去推断和理解。

自由联想

有一些被督导者可能更善于注意到案例材料带来的随意联想、自发图像或白日梦。他们的自由联想可能发生在治疗过程中,也可以发生在回忆思考时。自由联想的定义是:把一个想法和另一个想法结合起来,但在这其中没有一个直接的、有意识的目标——x引导我去思考y。自由联想是直觉的、随机的,并且对过程的初步了解很少。

弗洛伊德鼓励他的来访者进行自由联想。在督导会谈中,督导师和被督导者也同样能够使用自由联想技术。就像所有督导互动那样,重要的是要避免自由联想漂移到个人幻想领域,自由联想的焦点应始终保持在被督导者与来访者共同的治疗努力上。信息搜集的主要来源是与来访者的沟通、与督导师的沟通和被督导者的反移情。督导师的工作是鼓励被督导者发展自由联想的能力,让被督导者学会暂时地放下逻辑思考,让潜意识"开口说话"。我认为督导师应尽量少地发表意见,以免"稀释"被督导者的陈述,阻碍他们的发展。

创造性思维

创造性思维与玩耍的能力、使用手头的材料以及在此基础上进行构建的能力有关。督导师与被督导者间的关系建立在被督导者所报告的与来访者的治疗互动的基础上,而被督导者的报告受到记忆缺漏和感知觉扭曲所影响。来访者的故事也是如此,它混杂着事实与幻想,也包含着这些混合对来访者内心世界的影响。

在督导中所报告的内容,与来访者在治疗中所发生的情况相接近(但不同),它与被督导者的思想、感受和情绪有关。督导师与被督导者共同与案例材料"玩耍",并在自身的想象中重新建构案例材料中的沟通互动。通过玩耍来学习是督导体验的重要组成部分,但需要注意的是,在督导双方对案例材料中可能存在的意义感到兴奋时,也许他们对来访者的关注就消失了。

自我反思性思维

自我反思性思维能够使大脑在思维、感觉、记忆和情感方面反省自己——思维、感觉、记忆和情感都能够刺激大脑的活动。但"自我反思性思维"也能够反映出其整体的自主感——我是谁? 我为什么做这样做? 我现在在做什么? 被督导者受到了一系列令人眼花缭乱的刺激,这些刺激构成了督导中待处理数据的原材料。被督导者必须学会理解这些原材料,以便管理和保存它们。在处理并优先考虑被督导者有关督导的想法时,他所遇到的困难一定要被认识到,以便帮助其克服学习上的障碍与阻力。鼓励被督导者反思自身的优势与劣势这一点也同样重要。并且,自我反思必须要与当下的任务保持联结,这样就不会迷失在自我专注的思考中。

督导师的目标是促进被督导者各种思维模式的发展,以便利用被督导者占据优势的思维模式,并且鼓励发展较不发达的思维模式。简而言之,要鼓励他们发挥优势,也要鼓励他们发展自身的弱势思维模式。

临床讨论

在本章案例中,被督导者能够让案例材料以"梦"的方式影响自己。被督导者能够在多大程度上做到利用自由联想,将他的梦与来访者的材料联系起来,是个有待探讨的问题。目前还不清楚这个梦是否是指被督导者自己的阻抗,如果是的话,他的自我反省能力似乎还不够强。被督导者似乎也无法理解玩耍的本质，他难以用自己的逻辑思维能力来思考与"玩耍"相关的临床概念。

对督导师来说，最明确的行动方针似乎是与被督导者的直觉思维能力共同工作。

在面对案例材料时，督导师似乎证明了她最强大的功能在于归纳总结。她也试图运用创造性思维进行工作，尽管这样做时看起来更多的是在"理智"层面而非是"玩耍"层面。对于督导师和被督导者的个人风格是如何相互关联的，她似乎没有给予充分的思考。

结 论

在本章中，我研究了教学与督导之间的关系，并且探讨了在督导环境下，督导师如何在不过度"当老师"的情况下促进学习。为了生存，我们必须适应环境，换句话说，我们必须不断地学习。早年的经历至关重要，足够好的早年经历和健康发育的神经生物系统会发展出良好的学习能力。通过记忆功能，我们学会把事情记在心里，这样就能够在可涵容的范围内调整情绪影响。

督导师起到"第三只眼睛"的作用，他能够从不同的角度看待问题，因此在被督导者困惑或无法给来访者提供理解时，督导师就可以确保来访者拥有一位支持者。督导师的职责不是去"理解"，而是促进被督导者对来访者的"理解"。督导师是一个容器，他使得被督导者能够思考和应对对焦虑的原始防御，并恢复到学习的状态。了解每一个被督导者在面对人世沧桑和个体倾向时所采取的独特方式，是督导职能的重要组成部分。

正如凯斯门特（Casement，1985）提醒我们的那样，培养理解能力的一个重要组成部分是向来访者学习，来访者会教会督导师和被督导者很多他们需要知道的东西，以便让其理解是什么让来访者如此痛苦。

参考文献

Bion, W. (1962/1984) *Learning from Experience*. London: Karnac Books.

Bowlby, J. (1969) *Attachment and Loss*. London: Hogarth Press.

Casement, P. (1985) *On Learning from the Patient*. London: Tavistock Publications.

del Pozo, M. (1997) '*On the process of supervision in psychoanalytic psychotherapy*', in B. Martindale (ed.), *Supervision and its Vicissitudes*. London: Karnac Books, pp. 39-59.

Dickens, C. (1854/1964) *Hard Times*. New York: The New American Library of World Literature.

Ekstein R., and Wallerstein R., (1958) *The Teaching and Learning of Psychotherapy*. New York: Basic Books.

Gitterman, A. (1977) 'Comparison of Educational Models and their Influences on Supervision' in EW. Kaslow (ed.) *Supervision, Consultation and Staff Training in the Helping Professions*. San Francisco, CA: Jossey Bass.

Golding, W. (1954) *Lord of the Flies*. New York: Perigee.

Jacobs D., David, P. and Meyer, D. (1995) *The Supervisory Encounter*. New Haven, CT and London: Yale University Press.

Jung, C. (1931) *A General Description of Types*, Collected Works, 16. London: Routledge.

Klein, M. (1975) *The Collected Works of Melanie Klein*. London: Hogarth Press.

Langs, R. (1994) *Doing Supervision and Being Supervised*. London: Karnac Books.

Mattinson, J. (1975/1992) *The Reflection Process in Case Work Supervision*. London: Tavistock Institute.

Perry, D., Pollard, R, Blakely, T., Baker, W. and Vigilante, D. (1995) 'Childhood Trauma, the Neurobiology of Adaptation, and "Use-dependent" Development of the Brain: How "States" Become "Traits"', *Infant Mental Health Journal*, 16(4): 271-91.

Piaget, J. (1958) *The Development of Thought: Equilibration of Cognitive Structures*. New York: Viking.

Radford, T. (1998) 'Babies are good at grammar, scientists decide' *The Guardian*, 17 February.

Schore, A. (1996) 'The experience dependent maturation of a regulatory system in the orbital prefrontal cortex and the origin of developmental psychopathology', *Development and Psychopathology* 8 (1996): 59-87.

Searles, H. (1975) The Patient as Therapist to his Analyst' in PL. Giovacchini (ed.) *Tactics and Techniques in Psychoanalytic Therapy, Volume II: Countertransference.* New York: Jason Aronson, pp. 95-151.

Stimmel, B. (1995) 'Resistance to awareness of the supervisor's transferences with special reference to the parallel process', *The International Journal of Psycho-Analysis* 76 (6): 609-618.

Szecsödy, I. (1990) 'Supervision: a didactic or mutative situation', *Psychoanalytic Psychotherapy*, 4(3): 245-361.

Szecsödy, I. (1997) '(How) is learning possible in supervision?', In B. Martindale (ed.), *Supervision and its Vicissitudes.* London: Karnac Books, pp. 101-116.

Tresan, D. (1996) 'Jungian metapsychology and neurobiological theory', *The Journal of Analytical Psychology*, 41(3): 399-436.

Winnicott, D. (1960) *The Theory of the Parent-Infant Relationship* London: Hogarth Press.

Winnicott D. (1971) 'The location of cultural experience', in D. Winnicott *Playing and Reality* London:Tavistock Publications, pp. 95-103.

第三部分

督导与设置

第 六 章

督导团体设置的地理位置与地形地貌

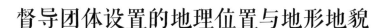

克里斯汀·德赖弗

许多咨询与治疗机构，都将"个体治疗的团体督导"作为一种经济有效的督导方式引入。但是其本质是什么呢？朗斯（Langs，1994）认为个体治疗的团体督导是一种"框架性偏差"，因为它"督导的框架"与"治疗的框架"不匹配或不镜映；但另一方面，团体督导又在广度与深度上提供了个体督导所无法比拟的资源。团体督导所面临的挑战是，督导师需要掌握至少两种不同的操作方法（督导工作与团体工作），参照至少三个不同的系统［个人（被督导者与来访者）需要、团体需要、机构需要］。因此，团体督导师所面临的挑战是如何作为一个督导团体来运行，也就是说，既要包含能并行与处理临床治疗的"工作动力"，又要包含能包容与协调成员沟通的"团体动力"。

督导作为一个过程，取决于督导师在平衡督导活动时的基本操作。督导师的操作有：控制（抱持）、处理、结构化，以及在被督导者身上发展出一种"质疑性态度"和"观察者自我"等。在本章中，我希望能借助团体的语境，对督导工作的过程进行深入研究。因此，我会着眼于督导团体的动力与体验，以促进临床治疗工作的开展，促进治疗师或咨询师自身成长与发展。此外，在这一章中我还会研究督导团体中的沟通互动、团体过程、团体环境及相关问题，并探索它们的重要性与意义。

团体地形与团体语境

无论"督导团体"是在一家咨询中心或培训机构建立的，还是在英国国家医疗服务体系下成立的，都是在具有"外部安排"的环境中运作。这些外部的安排很重要，因为它们界定了该督导团体所在的"地理位置"与"互动矩阵"等元素。例如，在培训机构背景下成立的给新手治疗师提供督导服务的团体，会设有明确的督导任务和日程安排，这些外部的工作任务和日程安排会促使督导师参与到评估与培训的过程当中，并促使督导师的工作风格与机构的要求方向一致。在国家医疗服务体系的背景下成立的督导团体，会遵守一套特定的外部日程安排，其所能提供的治疗数量可能会有时间上的限制，在一定程度上也由资金决定，这都会给团体督导工作带来影响。无论设置、外部的工作任务和日程安排如何，无论它们是显性还是隐性的，都会共同决定团体督导的结果。

然而，督导团体内在也有它自己的"地形与地貌"，这些地形地貌包括：团体成员们的愿望、需求与疑问，这些都不可避免地会影响到督导团体的实际运行。因此，督导师会从不同的层面收集和保存信息。在基本层面，督导师会收集来访者的材料及与之相关的临床问题；收集被督导者的问题及被督导者内在世界在过程中的外在表现；收集机构的问题及议程安排。因此，督导团体内在的地形地貌由许多不同的部分所组成，能够反映督导中临床菱形的元素，也能反映团体的互动沟通时的动力。

　　比昂说过："一个工作团体经常会受到来自其他团体心理现象的干扰"（Bion，1989:129），督导工作团体当然是这方面的一个例子。但我想补充进行的是，督导团体也会受到临床菱形中心理现象的影响，如：机构问题、管理问题、督导问题与个人问题，这些问题都会影响到督导工作的任务，但如果督导师能够抱持和理解这些问题，就可以变成督导过程的助力。督导师所面临的挑战是，如何在以任务为导向的团体结构与功能范围中，把握并处理团体现象的各种表现形式。在外部，督导团体的设置与合约，将决定督导团体的工作领域；在内部，督导师与被督导者的督导态度，将影响督导团体的运作方式及工作重点。督导师与被督导者的督导态度需要，反映出对临床治疗工作的关注，即被督导者临床治疗工作的发展，要能够体现在督导团体的基本议程上。督导团体的动力是一个不可忽视的方面，为使发展成一个有效的工作团体，必须在团体中培养出一定程度的信任感和团队凝聚力（Yalom，1995），督导师需要与被督导者共同管理团体及督导过程中固有的无意识机制和动力。话虽如此，团体督导的存在也不仅只是经济方面的考量，还可以提供一个反思与支持的环境，使它成为一个在临床工作发展、被督导者成长，以及良好临床实践方面的丰富且宝贵的工具。

　　在基本层面上，督导师需要依据会谈的频率和被督导者的人数，来考量团体的参数及架构，以便让团体从一开始就能被视作是一个安全的容器，使得临床治疗工作和被督导者得到发展和成长。例如，一个由6名或6名以上被督导者所组成的督导团体，其潜在的来访者数量无法限制，无论对督导师还是被督导者来说，该督导团体都不是一个安全的容器。这对团体和督导师都提出了非常高的要求，此时他们所能够做的工作，充其量也不过是遏制人数，而且很有可能会增加团体中的焦虑和沮丧，无法使团体成为一个可以探索及处理问题的环境。为了使督导团体发挥功能，必须在一个相对"较佳"的层面上，包容与管理被督导者及来访者的需要。如果团体和督导师不支持这样做，那么督导团体便会沦为一个负担过重且士气低落的团体。为了使督导团体发展成一个工作团体，成员需要一种能够使他们感受到被包容的团体环境，不会被焦虑感所淹没，还可以发展信任与亲密感。若团体的规模太大，成员人数过多，团体内所充斥的焦虑太强，该团体便很难发挥功效。此时，见诸行动、分裂与投射等因素便很容易在团体中占据主导地位。

一个由4名咨询师所组成的每周1.5小时的督导团体，最多可容纳12名来访者。每次会谈会由两名被督导者汇报案例，这种设置对于临床治疗师来说是一个可行的工作框架。在督导团体的开始部分，预留出5～10分钟的时间，处理任何需要立即处理的来访者的问题；在结尾部分预留出大约5分钟时间，思考在此次督导团体的中出现的任何困难，无论这些困难是来自来访者的材料，还是来自团体互动。督导师需要持续抱持的一个张力是，该团体不是治疗性团体，而是督导性团体，且引用布鲁克斯（Brookes）的话来说，督导师必须"表现出一种'象征性态度'，允许心理方面的觉察"（1995:120）。"象征性的督导态度"需要督导师保持对被督导者所汇报的临床治疗的关注，以使被督导者与来访者共同推进治疗工作。

督导团体

督导团体的性质、特点与动力，由团体中成员的性格、个人心理病理情况（包括督导师）以及人格发展水平所共同决定。无论团体是由新手咨询师或治疗师所组成，还是经验或丰富或不足的治疗师的混合，所有团体成员的个人特质将共同决定所在团体的特质。卡尔斯切德

（Kalsched）评论说，团体过程是"无意识的滋生地，包括投射、分裂、见诸行动；也包括功能失调的家庭动力，如手足之争、嫉妒、替罪羊、三角共谋、相互依赖等"（1995:111）。卡尔斯切德继续引用比昂的话："每个团体实际上都可分成两个组，第一个是工作组；第二个是基本假设组（基本组）。基本组的特征是原始无意识幻想的动力、高度的焦虑和对偏执或精神分裂的防御"（1995:111）。工作组的职能与需要与团体内个人的需要之间存在着不可避免的矛盾，这种张力使得团体督导成了一项更加复杂的工作。督导师需要了解团体过程的特质，也需要了解无意识焦虑是如何在团体过程和督导过程中表现出来的。比昂（1989）将团体中源自焦虑的行为定义为基本假设现象，并将它们概况为：依赖、或战或逃和配对。所有这些团体内的"活动"，都是由团体成员的精神状态、无意识冲突、个人问题和提交的临床材料所共同导致的，再加上团体中的焦虑、嫉妒、竞争等。对每个成员来说都会产生非常强的影响力，也会给团体进程及运作方式带来影响。

　　督导就其本质而言，是一场"暴露"，且在团体的语境中可能会"暴露"得更多。在团体中，成员对督导师及彼此的移情和投射是不可避免的，这些移情和投射的方式与程度，将决定督导团体内部焦虑的程度，并决定无意识行为的形式，如：配对、阻抗、逃离和攻击。格特鲁德·曼德在第十章中对督导中的退行因子进行了反思，督导团体也一样。在大多数督导团体中都存在着等级制度，督导师是作为"资深同事"的身份存在的。被督导者对这部分的内在反应，以及由此产生的移情问题，将决定他们在督导团体中的行为主要是出自"成人"层面，还是出自"婴儿"层面。被督导者对来访者材料的无意识认同，也会影响他们在团体中的表现及互动的方式。这些问题在团体中所表现出来的方式，将决定它们是督导过程的资源还是障碍，进而影响到督导团体的运行是正常还是失调。

　　新手咨询师所组成的督导团体，往往会表现出基本组的现象。团体的焦虑与退行程度通常很高，团体成员们常常会将督导师投射成一个无所不能的人。新手治疗师成员往往会认为，在幼稚和成熟之间存在两极化。这是一种幻想，即幻想他们作为初学者的一无所知，以及督导师作为"资深专家"的无所不知。有时则可能发生相反的情形，一名焦虑的新手治疗师可能会以一种虚张声势的、全能的态度来否认自己的焦虑。无论投射和防御在以哪种方式展开，新手咨询师在面对未知时都会经历不确定性和焦虑，在保持"无知"与探索发现的过程中进退两难。斯托尔滕贝格和德尔沃思对新手治疗师的评价是：

> 　　新手治疗师倾向于过度迎合督导师，他们会把督导师视作是无所不知的专家。与此相反，他们对其他人的认识不足，这意味着很多处在这个层次的治疗师会把来访者过分地统一化、归类化。也就是说，新手治疗师倾向于几乎完全按照之前所形成的认知体系来理解来访者。

　　因此，新手治疗师倾向于依赖督导师，也倾向于认同来访者。此时，督导师的任务是使被督导者从这些认同模式中分离出来，让他们发展自身的"质疑性态度"与"观察者自我"，形成自己的临床身份。对于新手治疗师而言，最重要的是促使自己的成长，发展出"观察者自我"及"与来访者关系中的自体感"。

> 　　在一个由4名新手治疗师组成的督导团体中，成员们通过最开始时的提问，表达了对与来访者工作的焦虑，他们提问的

问题有："我们该如何邀请来访者进入房间呢？""我们该说什么？"及"在治疗合同与治疗费用方面，该如何谈？"很明显，这些问题及他们与我的关系，让他们感受到要依赖我，以及依赖于我的"知识"。他们认为自己是"新手"，并对此感到焦虑，这促使他们产生一种防御性退行——想知道"规则"，想知道"我对他们'该如何'做的要求"。在接下来的一周，团体中的一名被督导者汇报了她的第一次咨询，并描述了来访者在治疗会谈中所说的话。她讲完后，所有团体成员都静静坐着，充满期待地看着我。我产生了一个强烈的期望，期待作为一名督导师的自己，能够对来访者的精神病理机制和沟通的意义给出一些有力且深刻的诠释。但如果我对"这些（团体成员的）投射"做出回应，那就会如吉（Gee）所指出的那样（Gee，1996）助长团体成员的消极被动，破坏团体成员的自信心，也忽视督导中的一个重要构成部分——督导是为了促使被督导者的成长与发展。因此，对我而言，尝试梳理出团体成员们的想法、观点与感受是很重要的。这样做，他们那份"督导师拥有着一切有价值之物"的投射就可以被撤回。我需要让被督导者重视自身的想法，并促进整合的过程，使被督导者能够发展出自己的"观察者自我"和"内在督导师"。我没有回答他们的问题，而是问他们："来访者想告诉她些什么呢？就来访者的过往经历而言，是什么在'限定'他们的治疗关系？你们对于来访者所呈现的案例材料有什么感觉？这些材料可能会告诉你们关于来访者的哪些信息？"通过讨论与探索，被督导者慢慢地开始对自身的想法、观点与感受变得更加信任。他们开始更加自由地讨论自己的想法，开始彼此相互挑战，最终，他们

　　向我发起了挑战。有时候团体成员的想法确实会偏离到极端，
　　但我认为此时督导师有必要扮演起一个引导人与组织领导者
　　的身份。通过提问与探索技术，团体成员会逐渐放弃对督导师
　　的投射，团体开始能够作为一个工作团体运作，每个团体成员
　　都能够去评论与思考彼此的工作。

　　作为新手治疗师的督导师，需要了解人们是如何学习及发展的，约
翰·斯图尔特在第五章中对"如何学习"这部分进行了阐述。督导师还
需要考虑新手治疗师的情感需要，以及这些情感需要对督导团体的影
响。督导师若能考虑到上述这两点，再结合临床治疗工作的背景，就能
促进新手治疗师的成长发展，并促使督导团体作为"工作团体"发挥功
用。督导师在面对新手治疗师时，需要思考"什么样的工作能够帮助治
疗师提升临床技能，什么样的工作能够让治疗师与来访者一起发展治
疗工作"。西索迪谈到了督导工作应该如何"给被督导者提供机会，重建
被督导者与来访者之间的互动沟通，同时促进被督导者反思治疗过程，
提升利用信息的能力"（1990:250）。他继续谈及建立一个学习联盟，创
造一种不断变化的学习环境，形成一种开放的、非评判和非竞争的督导
态度的必要性。斯托尔滕贝格把新手治疗师描述为"依赖于督导师——
模仿、神经质、缺少对自己以及对他人的觉察、具有机械教条式思维的
理论和技能知识，缺乏经验"（1981:60）。很明显，新手治疗师的这些内
在的特点会影响他们学习与发展的进程。督导师需要努力创造一个"理
想的环境"，在此环境中，新手治疗师可以发展自身的内在潜能，分析
与整合来访者所带来的信息，思考与处理来访者材料中的象征意义、心
理动力和情感内容。被督导者初期的督导体验，对于在内在建立起一个
"思考与处理问题的内在框架"至关重要。督导过程需要镜映被督导者

的这些"反思、处理和重建的内在过程"，以使被督导者自身的"内在督导师"得以发展（Casement，1985:29）。

在促进被督导者内在督导师发展的过程中，团体督导是一个重要且宝贵的工具。比起一对一督导，团体督导为"来访者或咨询师的问题"提供了一个更大的容器。团体中的被督导者可以相互学习，并在督导师的帮助下探索和发挥关于临床材料及来访者—咨询师关系的各种想法。团体督导的关注焦点可以从一对一督导这种潜在的权力关系转移出来，来到一种与同伴互动沟通的、平等的学习关系上来。斯普劳尔-博尔顿（Sproul-Boulton）评论道："团体能够提供同伴间的相互支持，这对缺乏经验的治疗师而言尤其重要，因为缺乏经验的治疗师可能会认为整个督导过程（包括可能的批评和'羞辱'）很令人恐惧"（1995:72）。作为一个团体，其成员们在想法和感受输入方面的多样性不能被忽视，成员们所有的思想与感受都能够反映（或不反映）来访者与其内在世界及外在世界斗争的各个方面。因此，团体过程的发展，能够非常有效地"镜映"出所有治疗师及咨询师都需要发展的内在心理过程。团体过程涉及包含不同信息、想法与情感的复杂体，它们需要被整合、处理与重建，以发展出对来访者的世界、对来访者—治疗师关系的移情或反移情问题的理解。

对于督导师来说，治疗师与来访者之间的认同状态也会影响到团体内部的督导过程。督导团体中所存在着的各种基本组，以及与来访者材料的无意识认同，都会触发并行过程。这方面的一个相关案例是一个由两名男士和两名女士组成的督导团体，团体成员们有着各自不同的从业经历。

团体成员凯斯（Keith）是一位治疗经验颇丰的咨询师，另外一名男成员奥米德（Omid）是位新手咨询师——他接待来访者的时间大约只有6个月。在一次团体督导中，奥米德汇报了一名男性来访者的案例。在过程中，凯斯不断打断奥米德的发言，表达了很多对于奥米德应该如何与他的来访者工作的看法。团体中的两位女士似乎被排除在这组"配对"之外，我越来越意识到：面对凯斯的评论，奥米德是消极被动的。这种"或战或逃的配对"似乎已把注意力集中在权力和力量的议题上。我问奥米德对于他的来访者与其他人的关系有什么看法，奥米德说觉得这位来访者经常感到自己无能为力，很难为自己挺身而出。我说我觉得这是个"权力和无力的问题"，且当下正在凯斯和奥米德之间上演，这也许反映了来访者内在的分裂特质，凯斯和奥米德从不同的角度认同了这种分裂。我的点评似乎让凯斯和奥米德从争斗中解脱了出来，他们开始去思考来访者材料中所蕴含着的关于"强大"的无意识问题，这些问题反映了来访者内在世界和外在世界中有关"权力和无力感"的分裂。由于凯斯和奥米德无意识的认同，来访者的这个分裂在督导过程中并行了出来。团体的互动范围缩小到两位成员间的事实凸显了这一点，而凯斯和奥米德在经验和信心方面的差异进一步凸显了来访者的问题。

通过对团体中基本组的认识，以及对自身反移情的反思，我能够利用其他部分来发展对来访者内在世界和咨访关系的理解。这种洞察力使被督导者和团队成员能够反思发生在他们身上的事情，并使他们利用与来访者工作的体验发展对来访者的世界以及咨访关系的理解。

上述两个例子以不同的方式，说明了被督导者的内心世界对团体功能及团体过程的影响。有时，这些动力反映了被督导者的需求与问题；有时，这些动力并行了来访者内在世界的动力。然而，我们还需要明白，督导团体不仅受到被督导者内在世界的影响，也会受到督导师内在世界的影响。督导师要能够包容与反思对所提交的案例材料的反移情，包容与反思在案例汇报过程中对于被督导者的反移情。来访者的投射过程以及投射性认同也会对督导团体产生影响，督导师需要能够把这些投射与团体成员分离开来（例如，一名难以相处、充满阻抗的来访者，并不一定等同于一名难以相处、充满阻抗的被督导者）。但督导师也需要包容和反思自身对被督导者，以及对整个团体的移情与反移情。在需要进行评估的培训情境中尤其要如此，督导师的移情和反移情也可能会对评估的结果产生影响。督导师不仅可以通过对被督导者临床工作的观察来评估被督导者的能力，还可以利用与被督导者的互动，以及观察被督导者在督导团体中的沟通。例如，在一个督导团体中，一位安静且恭敬的被督导者由于和来访者"相处得非常好"，因此经常会被督导师感受为是一位依赖他人的、需要自恋满足的治疗师。督导师的反移情帮助他明确了对被督导者的评估，即这位被督导者需要更长的时间（和更多的治疗）去发展一个更为强大的自体，以便更好地与来访者工作。督导师这种反移情观察可以在一对一督导下进行，但在团体督导的设置中，也可以在督导群体的互动之中进行，他们可以帮助验证督导师自身的反移情反应。然而，督导师在利用自身的反移情时需要意识到一种情况——他有可能会把自身的"盲点"以及移情投射到被督导者的身上。芭芭拉·斯蒂米尔（Barbara Stimmel）对此评论道：

督导关系并非只是简单地围绕着被督导者与来访者之间

的临床关系来进行，容易也受到朝着两个方向的"亚临床"移情体验的影响……督导师无意识投射给被督导者的移情是存在的，在特定的督导过程中，并行过程本身就可以作为创造和阻抗意识到这份移情的环境。

斯蒂米尔在论文中举了一个例子，说明她是如何意识到自己在某位被督导者面前扮演了一个"专横跋扈的母亲"的角色，从而让这位被督导者服从她，并保持着相对的被动性。督导师如果抗拒觉察自己对被督导者的移情，将会不可避免地给团体的运行过程蒙上阴影，团体中的被督导者会承接来自督导师的投射：谁是督导师最喜欢的被督导者；谁是督导师消极投射的替罪羊；谁是督导师认为需要大量"喂养"的被督导者，等等。因此，督导师需要在内在培养他们在被督导者身上所鼓励的反思与观察的状态。

督导师反思与观察自身移情和反移情的能力，能够使他们区分产生于"治疗关系并行过程"的反移情反应与"来自团体成员、团体规范和团体日程相关的"集体人格和病态反移情反应。我曾督导过一个团体，直到团体的规范变得非常极端和固化时，与之相关的困境才使我明白过来。

这是一个由我带领的新成立的督导团体，团员由经验丰富的治疗师组成，但团体过程始终都保持着被动和退缩——无论是在汇报案例时，还是尝试对并行过程进行探索时。被督导者在汇报完案例材料后，其他团体成员会提出问题以澄清，但彼此之间很少展开对话。我体验到了一种持久的、一致的团体规范，即防御性退缩、依赖性以及缺乏对整体团体督导的信任。这使得督导团体几乎无法作为一个团体来发挥作用，更不必说开展督导工作了。我发现自己感到无助、疲倦和沮丧，当我反思自己的反移情以及从团体成员那里体验到的被动与退缩时，我想，正如我对这个团体感到的愤怒、对自己的工作能力感到的怀疑一样，也许对团体中的被督导者而言，议题在于他们对自身作为咨询师的工作能力的怀疑与愤怒。他们抑郁、退缩和逃避的程度，也许是因为他们怀疑自己是否具备胜任咨询师能力，因此，他们无意识地、嫉妒地攻击了我。在开始反思的我的反移情时，我能够开始思考在督导过程中需要如何处理这个问题。在我看来，被督导者的无意识的焦虑——或许还有来访者的无意识焦虑——是"我们能在这个过程中抱有希望吗？我们能够相信它会起到滋养作用吗？"在这些基本问题得到解决之前，该团体将继续功能失调。大约在这个时候，一名被督导者提交了一份案例报告，说来访者突然想要结束咨询。这位被督导者认为"结束咨询"是一个好主意，但当我们继续就该问题进行探索时，这位被督导者呈现了她自己关于这段咨询过程的怀疑。当我们继续探索来访者材料中的心理动力，探索来访者为什么想要"逃离"时，团体成员表达了他们对"能够向来访者提供什么"的焦虑。然后，团体成员探索了他们曾经对"作为咨询师所希望达到的目标"的幻想，以及他们如何与现实和幻想破灭斗争，发现没有"快速解决的办法"。这使团体规范从两极分化与压抑的状态，转变为一个可以面对现实、挫折与不确定性，并能与之抗争的位置上来。

这个例子说明了在督导团体内不同层面互动沟通的效果。案例中的督导团体本身就由具有病理相似和性格相仿的团体成员构成，因此对焦虑和挫折的反应构成了一个消极退缩且愤怒沮丧的团体规范。只有当这些感受能够借由临床问题而被理解和解决时，督导团体才能够在一个更理想的层面上发挥作用。

上述案例也反映了团体督导中固有的冲突和局限性。督导团体与所有团体一样，也会受成员的病理状态所影响。上述相互作用的结果，将决定团体是否会以一种功能良好的方式运作，让创造性沟通互动得以发生。在功能失调的团体中，督导师要做的工作非常复杂。督导师必须要在保持对督导工作专注的同时，在"团体带领者"和"团体督导师"的身份之间"走一根危险的钢丝"。在任何团体中，信任将决定挑战和探索可以进行到什么程度，而反过来讲，这一切又会受到团体内部焦虑程度的影响。在不同程度上，焦虑是所有督导团体的共同特征。这些焦虑可能包含希望得到认可、害怕暴露或担忧临床材料会与自身的无意识材料相关联。如何控制和处理这些焦虑，将影响被督导者和督导团体的态度与发展。然而，督导团体所处的环境也可能产生焦虑。

团体环境和交互矩阵

团体成员之间的互动过程，以及他们对来访者材料某些方面的无意识认同，是督导过程中潜藏着的资源。然而，督导团体也被包含在它所处环境的框架中，而这也许会给督导的过程带来进一步的影响。复杂的"交互矩阵"包括：来访者的问题、团体的问题、被督导者的问题、框架的问题以及（督导团体在其中运作的）相关领域问题，约翰·斯图尔特在第八章中对此进行了进一步的探索。团体运行的框架和领域是影响督导过程的重要因素，正如朗斯所言："在整个有生命和无生命的自然界中,框架或边界是实体运作与生存的主要决定因素"(1994:59)。
他接着补充说:"在构建督导情境时,提供系统方面信息和过程的基本
规则是至关重要的"(1994:55)。督导师需要不断了解互动领域的各个
方面,了解互动领域如何影响团体议程和督导过程。这一点在我曾督导
的一家机构内体现得很明显,该机构的候诊名单很长,很多来访者都有
痛苦和苦难的个人史,其中一些来访者感染了艾滋病毒,还有的经历了
亲人的去世。

      一个由4位被督导者组成的团体,以一种舒适、友好的方
式开始了工作,成员彼此都非常地支持。尽管这让人感觉很舒
适,但我还是有一种感觉——在我们还没有注意到的地方存在
着一些困难。几周后的一次会谈中,团体中的一名咨询师缺席
了,而且团体中所汇报的案例材料也总是围绕着"分离,以及
在幻想破灭和失望降临时选择离开"之类的议题,讨论的焦点
则围绕着"分离、丧失、理想化的母亲或他人的焦虑"。然而,
讨论的氛围很拘谨,我感觉团体成员之间很难相互挑战,这让
我再次想到了那名咨询师的缺席及其所带来的影响。在接下
来的一周,那名缺席的咨询师提出将离开督导团体,同时离开
咨询中心。团体成员对此感到愤怒与焦虑,因为他们觉得她是
一名资深治疗师,理应知道该如何应对。团体成员对我也很愤
怒,因为我不再是一位能够把整个团体团结在一起的"理想"
的督导师了。随后的案例报告的是一位被咨询师描述为"有太
多要求"的来访者。当我们探索这名来访者的需求,以及咨询
师对于这些需求的感受时,团体的感受也浮现了出来。团体成
员觉得咨询中心要求得太高了,让他们觉得自己不得不去接

待更多的来访者。团体成员表示，与这么多非常令人苦恼的、边缘性的来访者工作，让他们感到焦虑，他们觉得机构对他们的期望太高了。整个团队都感受到不堪重负、士气低落。我意识到我需要抱持住这些，这样督导团体的框架才会安全，有力量抵御来自咨询中心的超负荷压力。这些被督导者在不知不觉中成了这家机构要求的受害者，他们需要一位能够界定和限制这些要求的督导师"家长"，这样他们就能被包容、被抱持，并感受到他们的需求得到了倾听和理解。当团体成员对临床材料的"无意识认同"能够被感知和管理时，督导团体就能够更清晰地思考和处理案例报告中的心理动力了。

澄清这些无意识的认同，并在互动沟通领域抱持住督导的三角形属性，鼓励从羞耻、怀疑、罪疚与自卑转向自主、主动与勤奋。这种转变促进了临床工作的发展和咨询师"治疗性自体"的发展，从而能够思考和处理咨访互动内容。

结论

团体督导为督导过程及被督导者的发展，提供了一个重要且有价值的空间。尽管存在困难，但它还是提供了一对一督导所缺乏的资源。贝尔（Behr）评论道："一个促进开放与交流的团体，提供了消除隔离的解药，而且……如果这对治疗团体是正确的，那么对与其他治疗师一起思考工作的督导团体来说，也应该是正确的"（1995:17）。它允许成员间相互学习，并在这个过程中发挥想象，探索移情和反移情。伴随这个过程，被督导者也可以得到成长发展。督导团体中的所有这些部分，共同促进了良好的临床工作实践。咨询师和治疗师很容易变得孤立，一对一的督导可能会高估那些督导师与被督导者意见不一致的观点。团体督导为成员提供了一个共同探讨问题，且"镜映"来访者的内在冲突与问题的机会。因此，整体上来说：

- 团体督导中的个体成员是彼此思想与经验的源泉。
- 在督导过程中，思想、感受与想法的分享，能够镜映出被督导者的内在心路历程，这段心路历程是需要发展和演化"观察者自我"和内在督导师的被督导者所必需的。
- 被督导者对来访者材料的无意识认同及随后的并行过程，能够揭示出来访者的无意识问题及移情的多个方面。
- 若无意识地与被督导者未曾处理的个人病理部分产生认同，就会影响团体的进程。
- 团体框架和团体设置的"交互矩阵"，将影响该团体的日程安排。
- "交互矩阵"中的无意识认同，将影响督导过程以及团体议程。
- 团体成员性格的多样性，对于使团体作为一个工作团体发挥作用很重要。
- 督导师对自身反移情的内在反思，对于反思团体中的并行过程至关重要。

　　团体督导的产生是必然的，它提供了一个丰富且多样化的容器，使临床治疗工作得以被探索、理解和发展，被督导者得以成长。团体督导是一个复杂的存在，但也正因如此，它为督导过程的发展提供了一个丰富活跃的舞台和一个重要的空间。

参考文献

Behr, H.L. (1995) The Integration of Theory and Practice' in M. Sharpe (ed.) *The Third Eye. The Supervision of Analytic Groups*. London: Routledge. pp. 4-17.

Bion, W.R. (1989) *Experiences in Groups*. London: Routledge

Brookes, C.E. (1995) 'On Supervision in Jungian Continuous Case Seminars' in P. Kugler (ed.) *Jungian Perspectives on Clinical Supervision*. Einsiedeln, Switzerland: Daimon. pp. 119-127.

Casement, P. (1985) *On Learning from the Patient*. London: Tavistock Publications.

Erikson, E. (1977) *Childhood and Society*. London: Paladin.

Gee, H. (1996) 'Developing insight through supervision: relating, then defining', *The Journal of Analytical Psychology*, 41 (4): 529-552.

Kalsehed, D. (1995) 'Ecstasies and Agonies of Case Seminar Supervision' in P. Kugler (ed.) *Jungian Perspectives on Clinical Supervision*. Einsiedeln, Switzerland: Daimon. pp. 107-118.

Langs, R. (1994) *Doing Supervision and Being Supervised*. London: Karnac Books.

Sproul-Bolton, R. (1995) 'Supervision in the National Health Service. Parc 1: Group Supervision in an Acute Psychiatric Unit' in M. Sharpe (ed.) *The Third Eye. The Supervision of Analytic Groups*. London: Routledge. pp. 71-76.

Stimmel, B. (1995) 'Resistance to awareness of the supervisor's transference with special reference to the parallel process', *International Journal of Psycho-Analysis*. 76(6): 609-618.

Stoltenberg, C.D. (1981) Approaching supervision from a developmental perspective', *Journal of Counselling Psychology* 28(1): 59-65.

Stoltenberg, C.D. and Delworth, U. (1987) *Supervising Counsellors and Therapists*. San Francisco and London: Jossey-Bass.

Szecsödy, I. (1990) 'Supervision: a didactic or mutative situation', *Psychoanalytic Psychotherapy*, 4(3): 245-261.

Yalom, I.D. (1995) *The Theory and Practice of Group Psychotherapy*. New York: Basic Books.

第七章

短程心理动力治疗的督导

格特鲁德·曼德

在督导长程心理动力工作的十多年里，无论是团体或是个体，都没有让我做好准备来督导治疗师的短程工作或有时间限制的工作。短程心理动力治疗的督导是一片未经开垦的处女之地，我必须创造出一种新方法，以解决要面临的特殊问题，包括：评估、结构化、聚焦、结束、流失以及来访者的快速更迭。

首先，在就业援助计划的背景下，我必须克服对"向员工提供短期咨询合作的新时尚"的偏见。然后，我必须熟悉在各机构和卫生部门中数据的增长趋势，这些机构的目标是为工作场所、学校和医院提供咨询服务，并建立起一些相应的数据模型。咨询领域的这些新发展（如短程治疗和就业援助计划），与人们对治疗干预价值认识的加深相辅相成，预示着我们的工作范围将比过去更广，但代价是牺牲掉一些"正统的"观念和珍视的信念，如给予人们他们所需要东西或本应具有的东西。在短程治疗领域做督导师，对我来说是个很大的挑战。但这些经历也帮助我打破偏见与特权的壁垒，并提供了一种学习体验和一种独特的可能性。

我曾接受过巴林特（1972）和马伦（1963）所开发的焦点治疗模型的短期培训，也接受了长达6个月、共25个疗程的心理动力学训练——在那之前我就已非常熟悉心理动力焦点治疗，也已全程参与与之相关的治疗工作。我研究过詹姆斯·曼（James Mann，1973）的时间限制模型，也参加过达瓦卢（H·Davanloo，1978）和安吉拉·莫诺斯（Angela Molnos，1995）共同举办的系列工作坊，他们都重视时间观念，并喜爱有时间限制的治疗合作。进一步地阅读莎泽（de Shazer，1985）与哈利（Haley，1973）的作品也是件非常有趣的事。因此，当受邀去督导一名在医院工作的治疗师——他从事的是有时间限制的心理治疗，以及督导一群从事公司咨询（Counselling in Compaines，简称CIC）的咨询师——他们正在研究"五次焦点疗法的短程治疗模型"，我抓住了机会。

CIC是众多就业援助计划中的一个，就业援助计划是指大公司员工可以获得免费的咨询支持。CIC对专业咨询师的需求量巨大，会为这些咨询师推荐大量在公司及企业工作的来访者，它签约的这些公司及企业将CIC看作是服务提供商。CIC的咨询师在私人诊所中约见这些来访者，很多督导工作也发生在私人执业的环境中。CIC的督导是强制且免费的，督导师是临床经理为咨询师选择的。CIC属于是一种三方雇佣关系，在这段关系中，督导师遵守由支付费用的服务提供商所制定的指导方针。这便创造了一种很有意思的动力环境，来访者能够得到稳定的抱持，咨询师能够感受到支持，而督导师则被赋予了履行合同的责任。但是，没有人能得到持续工作的保障（包括督导师），供给和需求的不确定性能反映出来访者的就业形式，也能反映出私人执业中的治疗师在所属行业无法平衡所有成员的供求平衡时所面临的困境。作为一名CIC的督导师，我永远无法知晓下周自己的服务是否还会被需要。

在 CIC 工作的 5 年使我意识到，无论是对督导师还是治疗师，短程心理动力治疗与长程精神分析治疗在督导设置方面完全不同。在短程心理治疗中，时间是最重要的因素，督导的空间很快就会被很多"人"挤得水泄不通。短程治疗的督导就像观看人群乘坐自动扶梯一样，这些人匆匆地来了又走，你只能在瞬间看他们一眼。

到目前为止，我已经"看"过很多这样的人了。我短暂地与他们相识，近距离地仔细观察他们，然后不得不让他们离去，并将注意力转移到下一个人身上。短程督导的治疗师也是临时的：治疗师会在有案例的时候来督导，在完成与来访者的 5 次治疗会谈后便会离开，直到再被分配了另一位来访者为止。就像是治疗师对待来访者那样，在短程督导中我们也会坚持弹性工作。这不与"督导的时间框架与治疗框架"相关，而与"访谈频率、预约和访谈间的时间间隔"相关。

短程工作的设置不具备连贯性和规律性，它也不会给出几个月或几年的时间让我们放松地研究案例、发展关系并提出假设。它只会在此刻存在，或者会永远不再存在——这一周在，下一周就可能会解散。短程督导配合治疗师的时间，就像治疗师配合自己的来访者那般，短程督导还要给治疗师们提供临床工作上支持，从始至终围绕他们的治疗合约。

因此，不管你如何看，在短程工作中的行程安排都将成为一门艺术，或者是一件令人头疼的事。就像所有与短程工作有关的事情一样，紧迫感会激活人们的创造力：时钟滴答作响，人们正襟危坐，他们反应迅速，义无反顾，能快速找到解决方案，并总是需要在同一时间内记住很多事情。用诗人安德鲁·马维尔（Andrew Marvell）的话来说："在他们的身后，总能听到，时光飞逝，战车驰来。"结束总是近在眼前，随着结束时间的越来越近，会谈中的压力会越来越大。这也就是为什么有些人会把短程治疗的体验称之为"濒临死亡的体验"。

我了解到，在督导短程治疗工作时，督导师要仔细观察其框架。我会坚持在初始访谈后立刻听取所有人的意见，并仔细检查访谈中的评估情况，以帮助治疗师专注于来访者所带来的问题，理解这些问题背后的心理动力学含义，并且设定一个能够在规定时间内达成的目标与可能的解决方案。我们还会着眼于第一印象与反移情，以便尽可能多地了解来访者，尽可能早地发现在每一个案例中治疗师可能遇到的困难。

相比长程治疗而言，短程治疗的评估需要能够更加迅速地确定临床治疗与工作联盟的未来日程，而评估对来访者的影响将会决定来访者的动机、意愿与防御。它将为来访者打开一扇大门，让他们了解和体验一种他们之前所不曾知道的东西。正如艾略特（T.S.Eliot）所说："开始就是我的终点。"初始会谈会简要涉及所有这些内容：来访者的问题；来访者对解决方案的期待；来访者的信任以及来访者对获得帮助的可能性的怀疑；来访者参与治疗的意愿；来访者关于治疗中可能存在的困难与痛苦的焦虑程度；来访者对可能发生的未知事件的恐惧；以及来访者与一位目的和风格都不熟悉的陌生人相处时的不安。来访者的所有这些都是存在的，需要对其加以利用、协调与转化，使它们转变成好奇与信任，转变成为一个有效的治疗联盟，以使治疗工作能够在所规定的时间期限内完成。

评估

评估就像解剖——仔细地剖开来访者"身体"，寻找可能的病因，然后根据所发现的症状和发病率做出诊断。治疗师通过系统地扫描来访者的"生命故事"，找出导致来访者心理动荡与不适的原因。此时治疗师化身为解剖专家或侦探，追踪核心问题，尝试着根据自己的专业知识与病理学经验来解读来访者的症状，并快速决定如何控制问题、处理干扰，如何让来访者在短时间内参与到治疗中来。治疗师还会测试来访者是否适合接受治疗：测试来访者的自体力量；建立关系的能力；处理强烈情绪的能力；探索在一个似乎无望的困境中，来访者能否承受这些压力；测试在治疗结束时，来访者能否做到不伤害任何一方。

　　在督导方面，在初始评估过后，督导的任务便是深化评估结果并审查所达成的决定，确认或调整所假设的重点，并为以后的会谈做好准备。也许治疗师不能确定与来访者的匹配性，不能确定其自体的力量和承受干扰的程度，也许治疗师会因大量的案例材料和治疗可能性而觉得不堪重负，也许治疗师希望能够为来访者提供长程治疗，但又因时间有限而感到沮丧。此时，督导需要给治疗师提供具有挑战性和支持性的督导体验，这些督导体验需要能够让治疗师意识到，来访者在短时间内做出改变是可能的 (de Shazer，1975)。督导师需帮助治疗师着手做一些事情，以使来访者的生活产生连锁反应，比如一个自我反省的过程（如心理动力治疗师所认为的那样），或是一些解决问题的行动（如认知行为学家所称的那样）。我们需要找到一个有限的目标，并在接下来的几次督导会谈中，讨论达成这一有限目标的明确战略与执行情况。

　　有时候，短程治疗可能除评估工作外，什么也做不了。这时，我们必须帮助治疗师接受这一点，并尽可能地使治疗会谈具有意义和治愈性；在其他时候，也许有必要考虑另外一种选择：如转介给其他治疗师或改变视角。当治疗师的焦虑或是对焦虑的防御已导致其产生了盲区之时，可能会出现以下情况。比如，一位治疗师会忽视来访者最近遭遇的创伤性丧亲之痛，只把注意力集中在来访者被诊断出一种严重的疾病而无法享受生活的事实上面；另一个类似的例子是治疗师经常哀叹：

"这位来访者需要长程治疗"。在短程治疗刚开始，这样做可能不会带来太大影响，但当来访者始终无法证明自身具备做出改变的能力，治疗师常常会表现出高度的焦虑。随着治疗工作的进展，焦虑可能会缓解，但也反映出治疗师因没有给来访者足够的帮助而内疚。

在治疗阶段，一切皆有可能。如果能趁热打铁，大家对工作的信任就可以产生出小小的奇迹。督导师需要安抚或接管治疗师的焦虑，让治疗师相信做到眼前所能做的，暂时就足够了。并且，总的来说过程已经启动，这将导致改变。在我的经验中，没能导致任何改变是很罕见的，不过这也什么都不会损失——除损失了一次给来访者提供帮助的机会外。如果前期工作使治疗师意识到，来访者已做好了接受进一步咨询的准备且接受转诊，这时我们就会利用督导工作探索转诊的可能性，使治疗师能够在 CIC 所规定的流程启动转诊。在这个过程中，治疗师要管理好"放手"的艰巨任务，说服来访者与其他人合作，同时避免使来访者感觉到丧失或委屈。

一次全面深入的评估，需要有规范地"进攻"与"防守"。一旦确定目标，督导师就应成为目标的守护者，并且能够在治疗师徘徊不前或注意力偏离时，提醒治疗师。督导师也要觉察与控制督导互动过程中的心理动力；识别出移情与反移情情形，以便使治疗关系有效地运作，不因治疗双方都希望继续治疗而使工作变得不可分割、难以结束。

针对 CIC 的咨询师所采取的5次会谈模型，一对一督导效果最佳，能够确保最大程度地集中与监测。随着时间的推移，无论治疗师与来访者所签订的治疗会谈是5次还是15次，督导会谈的最低次数是3次。詹姆斯·曼（James Mann, 1973）将短程治疗工作分为三个部分，有人将其比作为国际象棋比赛：开局、中场与结束。开场比赛、中场比赛和结束比赛，可以被标记在任何一段关系中。在督导关系中，这三个部分分别需要不同的、有区别的督导投入。

在中场阶段，可以进行审查、预测和限制，对已经取得的成功，对仍须去做以及可以去做的工作进行临时评估。中场阶段能够显而易见地看到来访者是否从中受益，并且进行恰当地询问：是否解决了问题？是否需要更多的治疗？及为了达成目标，双方是否充分融入了治疗关系？

我对短程治疗工作"疗效"的信奉，有赖于在我的很多案例中发现"短程治疗"可以作为一个开始，引入用心理学看待问题的视角，从而为进一步治疗做出准备。在督导工作中，我始终强调短程这部分的工作：部分是为了减轻治疗师因没能充分服务来访者的焦虑感；部分是为了提醒治疗师一个常识，即没有什么是永远完美的，就算是得到最佳分析的人，也会在某些时候需要考虑进行进一步的短程或长程的个人分析。

在短程治疗中持续要做的督导工作是：

- 专注于强烈的反移情体验，包括督导师的和治疗师的，以便为诊断提供线索、规避伦理风险和控制情绪。

- 建立起一段积极主动的关系。包括：干预、质疑、决策、机警、快速反应、充分准备，以及在面对诱惑、兴奋和沮丧时，能够表现出坚定。最后是节制，以及在整个工作过程中，对个人目标保持现实的态度。

- 在每份合作的结束，督导师协助治疗师完成必要的短暂哀悼、哀伤以及全部的收尾工作，并为下一次开始做好准备。做好转诊、跟进以及反馈等相关事宜。

CIC 的来访者来自机构环境，"工作问题"和"关系问题"很容易成为他们心理波动的焦点，也因此成了治疗工作的重点。这些来访者寻找客体，并与客体建立关系的方式，反映在他们与老板、同事和员工的关系上。这些来访者的核心问题既可以在其工作情境中得以解决，也可以在其个人情境中得以解决。帮助这些来访者收回移情与投射，像其他人那样去看待自己；以及维护其自身权益、规划并减少自身工作量；管理因企业重组、裁员威胁和即将退休而产生的焦虑，这都是可以在短时间内完成，或至少是可以开始的工作，目的是为了让来访者学会照顾自身需求的新方法。在督导中，督导师可以根据每个来访者的情况，对上述治疗工作进行规划、讨论和概念化。

根据在工作中督导咨询的经验，我经常能够看到一些来访者是刚刚接触到心理咨询，可能还相当谨慎。最好的办法是让这些来访者意识到："在困难的工作关系中，他们会通过把责任归咎于他人，而无意识地阻断了这些关系"。如果治疗师能做到这点，就能很好地找到一条进入来访者封闭的内心世界的道路。如果声称几次会谈就能使来访者从偏执-分裂位置永久地转变到抑郁位置，这未免有些夸大其词；但毫无疑问的是，几次会谈能够使来访者朝着抑郁位置的这个方向迈出几步，而且能够产生一些新的体验，这些体验可以影响和改变看似无望的工作情境，这可能就是最重要的一步。换句话说，来访者可能会得到帮助，开启自性化进程，这会让来访者自我觉察的部分增多，把不想要的东西投射给他人的需要减少。

这种增强咨询师和来访者潜力的治疗体验，可以在短程治疗的督导下完成。当然，这种工作模型缺乏针对一个"卡住"的部位反复工作的机会——并且短程治疗的倡导者可能低估了反复工作的重要性。现在期待有关于复发率和转诊率的结果研究还为时过早，并且在我看来，在提供后续随访或重复合作方面所做的工作还不够。然而，近来在这方面的成功，可能是未来的一个指引，短程治疗工作可能成为连续合作的一种形式。

在对医院和学校的治疗师进行督导时，我注意到由于来访者群体和机构环境不同，为他们提供的 CIC 督导会存在一些有趣的差异——一种不同的督导风格。医院和学校都为来访者提供了一个被"关押"的环境，来访者会对很多人——尤其是医生和教师——有移情。普通的心理治疗师通常会接受来自同事的推荐或转诊，并在办公场所约见来访者，而 CIC 的治疗师则是在私人诊所办公。这意味着，CIC 的咨询工作在多大程度上受到限制取决于来访者来自医院还是学校；取决于来访者所在机构的规模、氛围和受信任度；取决于可能破坏或支持咨询工作的移情是分裂的还是共通的。此外，医院和学校的来访者往往容易"一去不复返，杳无音信"，常常参加一次会谈就消失掉，这就使危机和异常程度超出了咨询师的权力范围。或者这些来访者随着自己的喜好，来来回回，反反复复——尽管他们这样做并没有违反设置。如果来访者来自医院，这种情况可能会持续数年；如果来访者是学校的学生，那治疗通常不会在课程期间进行，并且会在假期时中断——这些规则限制了他们接受长程治疗的可能。

督导短程治疗工作是与众不同且困难重重的。因为这些治疗工作大多由一次性治疗所组成，它们侧重于评估、诊断、匹配或框架。医院中的来访者往往患有躯体疾病、抑郁症或各种慢性病。学校里的来访者承受着特定的压力，如离家求学、考试恐惧、社交恐惧或由于青春期特有的孤立与分离等问题引发的危机与崩溃。他们似乎是最不配合工作的群体，也是最难接受规则的群体。因此，他们的治疗师会对不确定性感到特别焦虑，会感到被辜负、被拒绝、失望或沮丧。通常情况下，由于缺乏资金，这些治疗师的督导需求往往得不到满足，他们普遍感到被雇主低估和边缘化，他们的雇主经常成为在督导过程中被抱怨的对象。

此时，"机构问题"可能会占据整个督导会谈，进而损害临床工作。督导师要抵御那些想要偏离正题的诱惑，抵御那些想要卷入治疗师个人权威问题上的诱惑；督导师要注意并监督"机构问题"在多大程度上令其他所有事情"相形见拙"，因为这能反映出来访者、治疗师和督导师之间的失衡和阻抗，而且"机构问题"的过分突显，也会对机构中任何有创造性的工作产生反向作用。能应对这些的督导师也有助于分析咨询师带入督导的个人机构动力。

在医院和学校这两种语境下，需要特别注意多元文化维度。在这两种环境中，多元文化的群体更为常见，因为来自不同种族的来访者不太可能去私人诊所进行咨询，这些来访者更倾向于利用医院和学校所提供的免费咨询服务。此外，这些来访者可能会被权威人士，如医生和教授推荐而来，因此会呈现出"被派遣综合征"——表现为"顺从"与"不情愿"的结合——咨询师很难对其进行工作，特别是缺乏经验的咨询师。但缺乏经验的咨询师往往在医院和学校中更为多见，因为许多心理课程都会安排学生在这两个地方实习。

关于来访者的多元文化特性，督导师所关心的是这些来访者对待偏见与歧视问题的敏感程度，以及治疗师对此的否认或担忧。我认为，这些问题依旧很少得到足够明确地处理，它们需要尽快地得到宣传与重视，因为这些问题是每个人对另一个人的第一印象，会影响来访者是否咨询关系，并扭曲来访者的阻抗和咨询师的反移情。这些问题也可能会成为工作的主要焦点，但针对差异性需要等相关问题，通常都需要敏感地处理。

对于缺乏经验的新手咨询师来说，他们所做的短程治疗的工作有着本质的区别。他们认为，在来访者感觉好些并表示想要停止时，该治疗工作就算完成了。在治疗开始时，利用蜜月期达到最大短程效果的治疗师，会围绕这一点提前构建治疗合约，确定治疗空间。新手治疗师总是为了改变，把表面的缓解当作问题得到了解决，错误地处理爆发的矛盾情绪。短程工作的治疗师需要具备评估的技术与经验，判断来访者能做什么（以及不能做什么）的潜能，具备丰富的相关技术和知识。当咨询师缺乏这类经验时，督导师必须能够作为补充。除了不断地重复夯实基础知识，严格地要求咨询师完成学习任务，教授给他们基本的技术知识，我们也需要常常对治疗师进行评估，如有必要，我们必须得在督导中告知一些咨询师，他们没有做短程治疗工作的天赋。他们无法放手，无法控制移情，无法抑制来访者想要依赖的欲望；或者不能做出快速的决定，不能独立思考，不能快速地工作——这些都是短程治疗工作所必需的。这并不奇怪，毕竟不是所有的来访者都能够从短程治疗中获益，同样，也不是所有的治疗师都想要或能够以这种方式工作，并不是每位督导师都想要或能够去督导短程治疗工作。马匹中，有驮物品的马，也有赛跑的马……

无论是在团体督导中还是个体督导中，都要求在一次会谈中讨论多名来访者，这意味着它的督导风格灵活且专注。将短程治疗的督导形容为"见微知著"也许是很准确的，但这并不意味着处理的匆忙或肤浅，而是说明它要比长程个案的督导更积极也更集中。我想秘诀就在于它专注于咨询师，并且专注于反移情，相信"并行过程中的无意识过程"将引导和激活一个人的直觉与思考。当然，也会有很多东西被遗漏，因为一旦被（无意识）选中，你就必须跟随思想之路走向它所指向的任何地方。短程工作的格言是：机会只有一次。

我选择了一个相当典型的会谈作为临床案例——与学校咨询师的督导会谈。这位咨询师每两周进行一次督导，这也许能够说明短程治疗的督导工作概况。

　　治疗师早晨上班前的第一件事，就是来我这里进行督导。因此，我跟她都必须得努力早起。为了理清督导工作的思路，她先从自己相当困难的家庭状况开始说起——关于她的婚姻问题。之后，我们的话题从她的小型私人诊所，来到她过去的一个案例上。那个案例有一笔尚未结算的费用，她得给来访者写一封立场坚决的信。之后，她简要地介绍了一位同事的情况，这位同事"完全没有边界意识"，要求跟她约定时间讨论一些工作和私人方面的问题。在我们就此进行了一些讨论之后，该咨询师明白她同事的做法是不合适的，而且这本身就属于边界问题，她需要协助同事在学校外找到一名咨询师来处理。

　　接下来，她说她现在有很多来访者。有一名男性来访者来咨询关于人际关系的问题，她发现了对方对她的性兴奋。这位来访者缺席了最后的一次会谈，她感觉他希望能够被邀请回到咨询。我问："这带给你了关于他的哪部分信息？揭示了他的哪些诱惑性手法？"她回答道："现在我知道自己该怎么做了。"然后便把话题转移到了另一名学生那里。这名学生是德国人，但英语很好，语速快。她说她必须得"踩着自行车"才能追上学生说话的速度。这名来访者有吸毒前科，目前正在参加一个托儿所的护工培训课程。她讲话就像"念教科书"一样机械，听起来像是在对着治疗师呕吐。治疗师所能做的就是跟上她的语速，尝试跟随她那复杂而又混乱的生命故事。但咨询师既不能思考，也不能专注于任何一件事情。这让我想到了这位咨询师对自己家庭状况的感受，我意识到这是一个"并行过程"。我试图帮她从来访者的材料中找出一些可以解决的问题，并确认治疗工作的重点。当我提及解决方案时，她高兴起

来，并且开始能够用一种创造性的方式处理问题，把注意力专
注在来访者与她母亲及男友父母的纠缠上——男友在一场致
命事故中丧生了。治疗师意识到，来访者需要摆脱束缚，也突
然明白自己需要做同样的事情。"我必须要设置边界"，她满
怀希望地说着，一边收拾东西。她似乎已经理解了短程工作的
一条基本原理，而这恰好适用于她此次带入督导会谈中的那
些与众不同的案例。

参考文献

Balint, M. (1972) *Focal Psychotherapy, An Example of Applied Psychoanalysis.*
　　London: Tavistock Publications.

Davanloo, H. (ed.) (1978) *Basic Principles and Techniques in Short-Term Dynamic
　　Therapy.* New York: Spectrum.

de Shazer, S. (1975) *Keys to Solution in Brief Therapy.* New York: Norton.

Haley, J. (1973) *Uncommon Therapy: The Psychiatric Techniques of Milton H.
　　Erickson.* New York: Norton.

Malan D.H. (1963) *A Study of Bnef Psychotherapy.* London: Tavistock Publications.

Mann, J. (1973) *Time-Limited Psychotherapy.* Cambridge, MA and London:
　　Harvard University Press.

Molnos, A. (1995) *A Question of Time.* London: Karnac Books.

第 八 章

涵容与被涵容：督导及其机构背景

约翰·斯图尔特

人类需要利用机构组织来实现社会凝聚力，提升心理与经济上的幸福感。个体是家庭的一部分，会受到教育机构的培养，受到各种机构的雇用。他们隶属于各种社团（如俱乐部或宗教团体），也会受到政府机构基础设施的制约。心理治疗常常有赖于国家机构所提供的资金支持，因此心理治疗工作的实施方式通常会接受政治政策和公共审计的约束与监督。

由于机构组织在我们的生活中过于普遍，精神动力学的咨询与治疗师们常常会忽视机构层面的风险。督导三角形中的所有参与者（督导师、被督导者和来访者），都有可能会把自身在机构组织的经历带入到督导情境中，每位参与者都必须服从于他们所属的制度结构。

根据工作环境的不同，督导师与机构的关系也不尽相同。督导师可以与被督导者受雇于同一家机构，也可以是单独外聘的顾问。他可以在机构中担任培训师，也可以在私人诊所中担任督导师。督导师和被督导者也许会隶属于某些专业机构，按照这些机构的伦理准则行事。但具体要向哪家机构负责，以及被督导者或来访者该向哪家机构投诉，则要根据具体情况而定。

以下案例是一个心理动力督导师的培训案例，作为一个团体练习，它能够凸显上述思考。

一家规模较大的提供咨询服务的机构正在面临一场金融危机。这家机构根据来访者的支付能力协商费用作为收入，它也收取学员们的培训费用，并且接受培训志愿心理咨询师和心理治疗师们的工作。总体来说，由于许多来访者没有收入，只能够支付较低费用，因此该机构不得不通过筹款和募捐来填补赤字。

董事长和财务经理决定关闭一个部门并裁员来精简所提供的服务。该机构还决定，将采取措施提高所有来访者的咨费标准，但来访者们可就此事与治疗师沟通。董事长亲自向每一位来访者致信（标准化的信函）解释了情况，各督导小组也已经讨论过这一情况。负责人表示，在与督导的讨论之后，咨询师们须在三周之内将这封信转交给来访者。咨询师和督导师被告知，决定已经做出，必须予以执行。

团体练习是按照下列方式组合的，有几批连续受训的学员。学员被分配了董事长、临床经理、督导师（督导3人团体）、被督导者和来访者等角色，进入不同的房间，还安排了一名接待人员。"演员们"需要仔细地"追踪"每一个角色的心理，以观察发生了什么，并通过认同所扮演的角色觉察自身的感受。练习指派了一位学员作为沉默的观察者，跟随整个过程。沟通的目的是获取信息的"流转"——从董事长到督导团体（通过临床经理），然后进入督导会谈环节，最后到达来访者；然后再通过反向过程"折返"，反馈给董事长。每个环节分配5分钟，随后进行45分钟的小组讨论。

在接下来的讨论中提及参与的成员时，所用到的是他们在团体练习中所扮演的角色，我会给该角色的头衔加上引号。

机构作为一个有效的系统

想要理清机构运作的复杂性以及它对督导的影响方式是很难的。我们思考过的一些有效的机构功能模型，是基于对"类比"的使用。一种是通过与有机体的生物性类比，来探索机构与环境的互动；另一种是通过与人类心灵的心理类比。这些"类比"讨论的基础来自伯德（de Board，1978）所编撰的论文集。

机构作为有机体

简单来说，有机体必须与所在环境相互作用，才能维持自身生存。有机体需要维持与环境间有效的流动，以便从环境中汲取资源，再通过内在的加工过程使这些资源变得可被吸收利用，最后输出给环境。有机体会对环境产生影响，方式之一是有机体为确保自身生存，需要环境维持不断地资源供应。这样的有机体被定义为一个功能开放的系统。

不断变化的环境要求有机体调整结构以适应环境并维持生存。不能对环境变化做出反应的有机体，就会像恐龙一样面临灾难性的灭绝。当有机体丧失与环境相互作用的能力时，它就会退化成一个封闭的运作系统。

即使没有突然灭绝的威胁，生物的存在也是有限的——会衰老和死亡，尽管在有利的环境条件下，它们所属的物种得以通过繁殖延续。

机构的结构也需要以开放的形式与环境互动。如果机构不能维持一个恰当的输入、加工与输出过程，就会形成一个功能封闭的系统，并最终停止运作。历史上这样的例子有很多，如工业革命或近年来的信息技术的发展，导致了很多既定机构和行业团体的衰落。

机构的发展需要历经不同的"生命阶段"或"发展阶段"。机构形态的需要，将会从"需要创新与即兴创作"，发展到"需要巩固与强化"，最后演化为"终止"或"重新发展新结构"。在这个过程中，机构中的关键成员所需具备的领导风格也会随之改变。具有魅力的创新型领导风格，不容易与不断巩固深化、并成为安全臂膀的机构需要相共存。没有一种风格会让人永远舒适安逸，但它们是在机构重组甚至是关闭时，要做出激进决定所必需的。

新机构中的督导师需要灵活地工作，随着机构的发展而改变自己的工作内容构成。在最开始，督导师可能要同时承担多个角色——督导师、教师甚至是治疗师——但随着机构的成熟与发展，督导师的角色将会变得更加凸显与明确。

督导师必须确保在督导中所做的工作是一个开放的系统，具有独立的输入、加工与输出过程。督导工作中包含两个端口：一个端口位于督导师与被督导者之间；另一个端口位于治疗师与来访者之间。每个端口都拥有一套输入、加工和输出的循环。督导师的任务是监控治疗师与来访者间的治疗互动，以确保来访者的需要得到适当的满足。与此同时，督导师还必须对督导关系中的动力保持清醒的觉察——被督导者给督导带来了什么？如何在督导中处理？如何应用在与来访者的临床工作中？

督导师有责任以一种符合机构目标与需要的方式来督导被督导者的工作进度。例如，如果一名被督导者在某机构中从事长程治疗工作，而这家机构的整体战略是去执行有时间限制的工作，那么很显然长程工作违背了机构最佳利益。这位治疗师也许会帮助到特定来访者，但却不利于所在机构的最大利益。

临床讨论

在本案例中，"督导师"除了督导治疗师的临床工作以外，还面临着额外的任务。机构的决定会对"督导师"产生影响，在最初的震惊感后，"督导师"会感到愤怒，也要重新思考需要做些什么。"被督导者"得知这一消息后，也产生了与"督导师"类似的反应。一些"来访者"请公司关注他们所遭遇到的财务危机，如裁员。"督导师"表示，他们为不得不平衡这么多相互冲突的需要感到焦虑。有些人能与"被督导者"讨论，看是否有可能把增加费用这一决定暂时推迟，直到来访者的财务状态好转；或者考虑将这些困难重新带回到公司管理层予以进一步讨论。

与人类心理的类比

与人类心理的类比是指将注意力放在了机构的内在过程上。从人类心理的比喻来说，一个功能良好的个体会对自己的身份有着合理的认识，并拥有足够的自我力量去管理自身的外部环境与内在过程。因此，功能良好的个体将会对自我的边界功能保持一定程度的控制，在面对外界刺激对其身心功能的影响时做出适当的反应——他们反应方式能够促进自身的生存与发展。换句话说，在面对外界刺激时，功能良好的个体能够采取恰当的行动。

个体的内在心理过程包括：同时处理多项任务的能力；优先考虑采取必要行动的能力；调节个体功能以适应不断变化的外部世界的能力。一个功能良好的个体，能够表现出应对自身更原始本能需要的能力。因此，他们能够行动优先，延迟满足，忍受挫折；也能够觉察到自身行为的许多无意识层面，并能够监控自身抵御焦虑和压力的能力，这些都能大大提升他们的生存技能。

如果我们知道没有一个类比是完全准确的，就可以使用"个体的功能"为例来类比机构的运作方式。一个有效的机构管理，就像一个人的自我一样，能够同时处理多个重要的任务。在投入与产出方面，有效的机构管理能维持与外界环境的边界，会拥有一个明确的总目标，并就如何实现这一目标做出决议。因此，这是以任务为中心的。绩效考核的一部分工作是搭建起一个有效的内部架构，以便以"内在冲突最小化"和"边界冲突最小化"的方式去定义机构中的个人角色和子系统，并促进对机构各构成部分的管理。即为了整体的机构任务，明确具体的行动目标和优先次序。

有效的机构管理必须传达给个体成员的是：知道被期待做什么，能够从上级那里收获到对工作表现的反馈与肯定，知道自己得到的报酬公平合理，相信工作能够得到一定程度的信任。

机构需要成员能够与他人进行互动，能够专注于工作任务，并为了优先完成指定任务考虑需要采取的行动。换句话说，成员的行动要有助于机构达成其整体工作绩效。

督导师需要知晓自己的工作并非是孤立的，也要意识到机构中同时存在其他角色与功能。机构中的财务、培训、招生、宣传、人事管理等，都在为整体目标做贡献，并服务于机构中更专业化的职能。

同样重要的是，督导空间不应面对机构压力过度侵入的威胁。督导师要在平衡"治疗过程的完整性需求"和"外部机构信息的输入需要"之间，做出良好判断；同时也要思考在督导会谈中导入什么信息是合适的，以及导入这些信息的恰当时机。有时候，督导师和被督导者之间可能需要思考一些类似于"治疗师与来访者"间的"疗愈性问题"。

临床讨论

在上述案例中，"督导师"必须考虑到机构目标的整体需要，必须接受"董事长"的指示和"财务经理"所提供的报价，因为这符合本机构的最佳利益、也符合其任务规定的职权范围。"督导师"在一开始通常表示出震惊与愤怒。他们确实有机会讨论这个问题，并且在"督导师小组"中表达自身的感受。据报道，成立"督导师小组"的提议总是能得到支持。若选择与"被督导者"讨论这个问题，通常会让"督导师"产生一种恐慌感，担心自己是否有能力控制住"被督导者"对机构状况的焦虑，是否有能力帮助"被督导者"思考该如何与来访者共同处理这种情况。"督导师"还必须注意这对来访者的影响，有一部分"督导师"对机构的做法感到愤怒，并与来访者产生了强烈认同；另一部分"督导师"则表达了他们对同事被裁员的感受，他们很想把这些感受透露给"被督导者"。

有趣的是，随着时间的推移，"董事长"和"财务经理"经常越发焦虑。他们得到的反馈通常是很激烈的——集中在处理问题的方式上面，并没有考虑机构所处的总体状况。

临床菱形

　　临床菱形的概念考虑了督导和机构之间的特定接口（见图8.1和图8.2），这些接口包括四个方面：督导师（S），被督导者（T），来访者（P）和管理人员（A）。除了督导师和来访者之外，菱形中的所有人都能相互沟通。管理人员可以代表特定的管理角色，也可以代表某几个管理职能，如财务或接待。

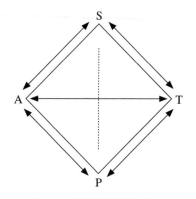

图8.1　临床菱形的相互作用

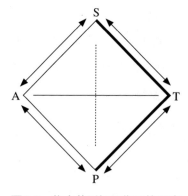

图8.2　临床菱形相互作用的强度

如果这些线条会随着沟通的增多而变粗，那么在治疗师与来访者之间（T-P）的线条，以及在督导师与治疗师之间（S-T）的线条，就会变得越来越粗。管理人员将与督导师（A-S）建立联结，因管理方支付了费用；管理人员也会与治疗师建立联结（A-T），因为他们不得不就咨询的有效性进行磋商，以收取来访者费用；管理人员也可能会与来访者（A-P）就评估访谈进行一些交流，尽管一旦开始治疗，他们之间的接触就可能会变得非常少；督导师与来访者之间没有明显的联结（S-P）。

临床讨论

"董事长"在信中概述了情况后，行政部门与菱形的其他"三个角"的交流强度有所增加。当"部门经理"与"财务经理"行使他们的职权后，机构方面的问题变得明显起来。担任"部门经理"和"财务经理"角色的学员，感受到了焦虑与偏执。在 A-P 轴上，"来访者"们潜意识中的焦虑增加了。一些扮演"来访者"角色的学员对机构的未来焦虑不安；另一些学员同意提高收费标准，但显然他们这样做是出自对机构的关心。机构方面的决定对 A-S 轴产生了影响，这增加了督导师给出关注的程度和范围，督导师必须判断把哪些东西在 S-T 环节中传递给被督导者。"接待人员"作为明显参与但又无能为力的一员，能切身感受到"来访者"与"治疗师"的不满，并且在有些时候甚至会对"督导师"所表露出的日益加剧的焦虑感到惊讶。

临床菱形的延伸

临床菱形的确是思考督导环境时一个持久且有效的工具。但在我看来，临床菱形的局限性在于"静态的结构"。临床菱形能够引起人们对

"菱形四个角"功能的有意识关注，但不能表明督导环境中不断变化的复杂性。我希望将临床菱形扩展成一个中间有接口的细长立方体，以表达督导中"环境的复杂性"。接口允许立方体像魔方一样在某切面上旋转（见图8.3）。该立方体的一半保持静止，另一半能够旋转。立方体静态的一端表明，在有意识的思维层面上已明确的角色之间的相互作用；立方体旋转的一端表明，在可能的波动与振荡中进行认同——所有参与者都可能会与"临床菱形的其他三个角"产生认同。这种认同可能基于该参与者过去或现在在其他机构中的经历，这些经历可能具有治愈性，也可能没有。

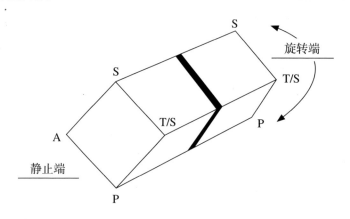

图8.3　临床菱形的扩展

督导师会与督导师的身份产生认同（S-S）。督导师会接受督导，因此会与被督导者的身份产生认同（S-T）。督导师也做过来访者，因此会与来访者的身份产生认同（P-T）。督导师还可能具备管理技能，并对管理的有效性拥有自身的判断（S-A）。被督导者或治疗师具有与督导师相似的认同范围。说句公道话，对机构的有效性，来访者也持有自己的看法。在提供培训的机构中，身份的多样性最为突出。

参与者三角

将讨论扩展至临床菱形所代表的动力之外是有益的。范围扩大了，关注的焦点也会扩展到参与者过往的"机构历史"，并向外扩展到当前的机构环境上，而不仅仅局限于督导设置。为了给出参考框架，以便从更广的角度进行审查，我提出了一个概念："参与者三角"。这是对"马兰三角"（Malan's triangle of person）的改编（Malan, 1997），马兰三角是一个有用的模型，可以通过它描绘出治疗过程中的移情（见图8.4）。在"马兰三角"中，T代表在治疗过程中此时此地的移情关系；O表示当前或最近发生的其他关系；P代表在遥远的过去与父母或兄弟姐妹的关系。

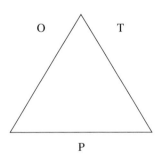

图8.4 马兰三角

所有督导工作的参与者，过往都拥有参与机构的经历，在当前的治疗语境下，所有参与者都拥有一套复杂的"机构影响网络"。在将"马兰三角"调整为"参与者三角"（见图8.5）的过程中，我努力给出一个框架来思考这种"机构影响网络"的复杂性。

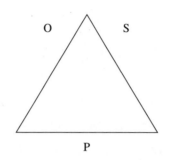

图8.5　参与者三角

S 表示了以临床菱形为代表的"四个角"在督导过程中持续的相互作用。O 代表了参与者所参与过的机构活动，这些活动要么是当前的，要么是最近发生的——包括参与者的个人关系或当前的家庭关系、社会和宗教团体，以及参与者生活中一切更广泛的社会领域和政治领域。参与者会把个人在机构的经历以及与之相关的各种各样的希望、期待和恐惧带入到当前的情形中来。治疗中，来访者家属对治疗结果的期待，以及由转诊、提供资金或制定社会政策的机构对治疗的预期，都会给治疗工作带来一定的外部压力。

P 代表参与者从遥远过去的原生家庭、早年教育和社会团体中，所带来的在机构的经历。与依赖和独立、包容和排斥、嫉妒与羡慕的感受有关，是从过去的关系与发展阶段中形成，再进入到当前所在机构环境中的关系模式。

机构中的无意识过程

督导提供了一个平台，让督导师和被督导者可以仔细地关注来访者带入治疗访谈中的材料。督导师也需要留意被督导者在汇报案例过程中下意识反映出的来访者材料。然而，督导师并非是作为治疗师在工作，在督导中直接给予被督导者关注，或直接运用督导师与被督导者之间的移情是起不到作用的。督导关系中的移情总是存在，机构问题不断地影响着这些移情——但也必须得承认，若沉迷于对它们做出诠释，对于督导工作而言是有害的。

督导师需要觉察机构动力唤起的个体移情，且需要找到恰当的解决办法。督导师也许会将自己对机构问题的担忧告知给合适的、在管理职位上的人，但除非督导师同时身兼管理者一职，否则必须在督导层面上，尽其所能地处理机构所引发的焦虑，以确保被督导者对来访者临床工作的有效性。

在本章的前面部分，我们将人类心理动力学模型与机构中的管理职能进行了类比，但这种类比是不完整的，因为它并没有处理无意识动力对机构进程的影响。事实上，机构中充斥着无意识的感受。

在对某个机构的感受与判断中，重要的因素之一是这家机构能够在多大程度上充当焦虑的容器。人们的焦虑程度越强，就越容易退行到原始的功能水平，以保护自身免受"匮乏感"或"个体分裂感"的影响。防御的表现形式从神经质的内疚与责备，到生命早期更为原始的运作方式，不一而足。安娜·弗洛伊德（1986）将这些行为概念化作"心理防御机制"，但在梅兰妮·克莱茵所搭建的框架中，关注的重点转移到了"防御位置"上，这些防御是婴儿在早期使用的。处在压力下的成年人为保护自身免遭焦虑的困扰，也会退行到非常早期的应对方式上。在本章中所讨论的压力范围，同时包括了因机构问题所引发的压力。

克莱茵（Klein, 1975）将这些早年的防御定义为偏执-分裂位置。从某种意义上而言，这是一种偏离——当经受的冲击或压迫威胁到了个体内在的凝聚力时，自我就会以分裂的方式反应，导致对现实分裂的感知。个体通过把不想要的感受投射到另一个人身上，来应对自身过度的焦虑。处于极端焦虑的位置的个体，会对外部世界的人或物进行投射，把对方看作一个非黑即白的客体。尽管内在客体建立在外在世界的基础之上，但由于无意识幻想的扭曲作用，内在客体可能会演变成反映现实的"讽刺画"。极端的情况是投射性认同，即接受者认同投射物。

克莱茵将抑郁位置描述为"个体整合"的目标与"个体健康心理"的基础。个体能够意识到对方既是好的也是坏的，这会给接收了爱与恨的感受的他们带来一种沮丧的认识——"一个人可以伤害他所爱的人"。在此认知基础上的个体，能够发展出"修复""关心他人"和"接受他人关心"的能力。处在抑郁位置的特征之一，就是个体会对他人怀有矛盾的情感，但同时也能够容忍自身复杂的情感。克莱茵使用"位置"这一术语来表示抑郁状态不是一劳永逸的发展里程碑，而是一种状态。我们在朝着这种状态工作，但也有可能会从这种状态"退回"到更为原始的功能模式。处在高度焦虑位置的个体，会朝向偏执-分裂的位置发展，但正是这种从偏执-分裂位置再次"恢复"到抑郁位置的速度，能够表明该个体所能达到的完整情感的成熟度。

一个机构的身份由它的名称来界定，也与它的外界实体相关。但从根本上来说，机构作为一个好或坏的内在客体，或是一个拥有复杂感受的内在客体，存在于个体成员的心中。一个功能良好的机构指它的成员之间拥有共同的理念（目标），而这种状态的达成依赖于保持清晰明确、不断更新的机构共同目标。还有一种情况是，机构中沟通互动的动力会产生出一种流行的文化，这种文化在某种程度上类似于一个人的个性，其总和实际上会大于各部分的机械相加。

就其工作的性质而言，提供心理咨询与治疗的机构要处理大量的焦虑。这些机构承担着外部案例转诊与资金方面的压力，不得不通过维持有效的组织结构来管理内部的压力，并且还需要满足来访者们持续不断的需要。在提供培训的机构之中，那些希望获取资格证书的学员们的焦虑，也会增加机构所承受的投射强度。

机构中存在着一种恒定的趋势——退行到原始功能水平。这样的机构也许会发展出一种相互责备的文化，让成员可以把感受到的病态投射到其他机构（外部）、部门或同事（内部）身上。在原始功能水平下，机构中的个体成员会变得只关心自己的生存，他们要么忽视机构的工作任务，要么主动对抗。孟席斯·莱思（Menzies Lyth，1988）描述了一种行为模式，即护士学校的成员通过指责上级、诋毁下属和一些仪式化的行动，来保护自己免遭焦虑困扰。孟席斯·莱思的发现也适用于提供督导服务的机构。

就讨论目标而言，只用说明机构中的成员有可能既表现出退行，又表现出发展，就已足够。戴尔·波佐（Del Pozo，1997）用抑郁位置来解释学习位置，她认为学习新技能或新思想会增加个体的焦虑水平，这会导致朝着偏执-分裂位置的防御机制的退行。在我们尝试理解机构行为的过程中，提供一个"功能性位置"或许是有帮助的。功能性位置要求机构中的个体成员具备一定程度的自我功能——能够把机构的任务牢记于心；能够表现出对角色功能的认识；能够把握边界，与他人谈判；能够优先采取行动；能够在自身的偏执-分裂倾向变得明显时，监控自己与他人的行为。

临床讨论

参加团体练习的学员一致表示，他们的情绪会自动朝向偏执-分裂位置的心理功能发展。他们感到了孤立、指责和这个机构的冷漠、糟糕之处。他们被置于一种必须传达信息的位置，但所需传达的信息会对他人造成情感伤害，因此，他们自身的焦虑会随之增加，因为预期自己会成为被指责与被攻击的对象。

扮演"董事长""临床经理""督导师""被督导者"和"来访者"的学员，全都报告了自身在面对这一任务时的感受。扮演"接待人员"的学员感到最为焦虑，因为他们需要面对各种各样的评价，但同时又没法充分了解正在发生的事。从运用权力的位置到寻找个人权威感的位置——承担起思考整个机构需要的责任——的"转变"是一场真正的战斗。一些学员反映说，他们很想持续停留在相互攻击与责备的位置上。另一些学员反映说，他们产生了对机构生存能力的深层焦虑。围绕增加费用的谈判似乎常常与客体生存的原始恐惧有关，尽管有证据显示，学员的感受水平已发展到了更具有修复性的"抑郁位置"。

基本组

另一个观察机构行为的模型，是比昂（Bion, 1961/1968）关于团体行为的公式。比昂在他称之为在工作团体的"协作功能"和基本组的"退行趋势"之间，假定了一种"二分法"。比昂所认为的基本组有三种，包括：依赖性团体、或战或逃团体、配对团体。依赖性团体关注团体成员的需要，由一名带领者把控，任务是不惜一切代价满足成员需要，即便会威胁到团体成立的目的。倘若新的团体带领者不能够达到成员预期，这位带领者就可能失去权威位置。或战或逃团体调动防御的力量，以抵御或逃离敌人的威胁。或战或逃团体可能围绕着战斗或逃跑而行动，并且避免任何有目的的行动。或战或逃机制在团体中运作时，某些成员可能会被当作"内部敌人"而遭受驱逐。配对团体的行为基于这样的假设：带领者将会与外部成员或团体成员结对，为解决困难提供方案。

督导设置的内隐层面对基本组的行为是开放的。督导团体中可能会出现依赖模式，团体成员可能会怀有强烈的愿望，希望被一个能为他们解决所有问题的人照顾。作为对不确定性和焦虑感的防御，被依赖的督导师可能会沦为全能感的牺牲品。

督导师与被督导者可能会陷入一种或战或逃的行为模式。在或战或逃模式的机构中，成员的潜在焦虑会被投射到机构内部或外部的其他人身上。在具有或战或逃模式的督导团体中，某一位成员可能会因为威胁到团体运行而惨遭迫害。

具有配对倾向的督导团体会导致督导师与被督导者陷入共谋。因此，微妙且无意识的团体压力可能会"孕育"一个解决方案并见诸行动。这在督导团体的中表现得尤为明显，在团体督导中，督导师会与一位被督导者组成配对，或是两位被督导者组成配对。这很可能会导致他们在督导会谈之外讨论来访者材料，打破工作边界。他们很可能会发展出一种特殊的导师与被保护人的关系，这种关系会在同辈中激发出嫉妒与竞争意识。在某些情况下，配对团体成员关系的发展，可能会导致个人与职业边界的模糊。这都会对督导进程和机构功能带来不可避免的影响。

临床讨论

对本章开始时所引用案例的研究揭示了基本假设活动的可能性。一些扮演"督导师"的学员报告说，他们对"被督导者"的身份有过分认同的感觉，而且产生了想要提供保护的冲动，以至于给出了该如何处理来访者材料的指示。部分"被督导者"报告说，他们感受到了一种朝向顺从与无助态度的强大吸引力。团体练习中常常会出现一种或战或逃的反应。"督导师"和"被督导者"采取了不遵守并抵制机构指示的策略。此时他们的立场通常假定来访者不能表达自己的观点，并假定机构不可能不提高个案的收费。一些参与者产生了想要离开这家机构的念头，也表达了对来访者可能会选择离去的担忧。

投射性认同对机构功能的影响

莫伊兰（Moylan）阐述了投射性认同对机构产生影响的方式："通过了解机构如何被特定的来访者的困难与防御所'感染'，机构中的工作人员更有可能意识到什么时候会发生这种'感染'。然后在恰当的时候利用自身的感觉，以直接恰当的方式解决这些问题，而不是诉诸暴力和绝望"（1994/1998：59）。部分来访者可能会无意识地将他们的功能性障碍，投射给与他们共同工作的员工。例如，与有学习困难的成年人一起工作的人，必须得考虑到他所在的工作团队中有一种"变得失能"的倾向。奥霍泽尔（Obholzer）和罗伯茨（Roberts）曾处理过一些在专业环境中专家被"感染"的案例。

督导为被督导者提供了思考的空间和必要的约束，因此督导是机构功能健全的堡垒。在督导的设置中，经常被忽视的一点是：提供定期的、有计划的"督导之督导*"；或至少提供定期的，督导师间的同辈交流。

临床讨论

对治疗师群体来说，在面对来访者群体中大量的无回报需求的压力时，他们很容易觉得自己必须成为伟大的提供帮助者。在那些具有宗教历史或医学背景的机构中尤其如此。在本章案例中，来访者不仅对治疗师产生了强烈的依赖，也对房间、环境以及可能提供的支持人员，如

---

* 指督导师再去接受督导。——译者注

接待人员产生了强烈的依赖。机构以及机构中能够被看见的环境，都成了来访者重要的内在客体。在治疗的过程中，机构和治疗师一样的重要，都是来访者希望与失望等感受的接受者。因此，双方的边界必须被设定，在工作中的休息必须被容忍，围绕着安排产生挫折感也需要被接纳。在督导培训的小组练习中，"督导师"一直在努力地讨论着期待可能带来的"双重打击"，即来访者把期待投射给治疗师，这些期待再通过治疗师投射给督导师。

被督导者和督导师可能会因自身的内在需求被某些特定的机构所吸引，因此，他们的这些需求也有可能会投射到这些机构上。在本章的案例中，督导师必须管理和控制自身对机构未来的焦虑，并与那些具有机构投射倾向的被督导者交流沟通。

结 论

在本章中，我着手研究了一些在督导与所在机构之间出现的问题。从对机构行为的功能性分析开始，接着研究了在督导过程受到机构动力所影响的无意识表现。提供心理咨询和治疗的机构，就其本质而言，会涉及处理大量的心理痛苦和个人焦虑。督导能够为治疗师提供一个空间，来共同思考与来访者的治疗工作，更充分地处理和理解来访者的感受。治疗师也可以在督导中重新审视自己的观点。因此，督导提供了一项重要的保证，保护机构免受投射的过度影响。督导工作需要机构的支持才能发挥功效，而运行良好的督导工作也是有效机构的重要构成部分。

参考文献

Bion, W. (1961/1968) *Experiences in Groups*. London: Tavistock.

deBoard, R. (1978) *The Psychoanalysis of Organisations*. London and New York: Tavi- stock/Routledge.

del Pozo, M. (1997) '*On the process ofsupervison in psychoanalytical psychotherapy*', in B. Matindale (ed.), *Supervision and its Vicissitudes*. London: Karnac Books, pp. 39-60.

Ekstein, R. and Wallerstein, R. (1958) *The Learning and Teaching of Psychotherapy*. London: Imago.

Freud, A. (1986) *The Ego and Mechanisms of Defence*. London: Hogarth Press.

Klein, M. (1975) '*Notes on some schizoid mechanisms*', in M. Klein (ed.), *Envy and Gratitude and Other Works*. London: Hogarth Press, pp. 1-24.

Malan, D. (1997) *Individual Psychotherapy and the Science of Psychodynamics* Oxford: Butterworth Heinemann.

Menzies-Lyth, I. (1988) The functiong of social systems as a defence against anxiety, in I. Menzies-Lyth (ed.), *Containing Anxiety in Institutions. Selected Essays*. London: Free Association Books, pp. 43-98.

Moylan, D. (1994/1998) 'The dangers of contagion: projective identification processes in institutions', in A. Obholzer and V Roberts (eds.), *The Unconscious at Work*. London and New York: Routledge. pp. 51-59.

Obholzer, A. and Roberts, V. (eds) (1994/1998) *The Unconscious at Work*. London and New York: Routledge.

第四部分

督导中的一般问题

第 九 章

督导伦理学：给予、索取、盗窃

爱德华·马丁

违反道德规范的犯罪行为，比如盗窃——"非法获取他人财物，意图将其占为己有的行为"（Cassell，1979）——暗指权力的滥用。

治疗性盗窃有多种形式与规模。偶尔会有重大的治疗性盗窃见诸报端，在特定专业团体中引起轰动，但更常见的是没被报道。原因有很多，最常见的是来访者会觉得这一切都是自己的错——就像在很多虐待性关系中所发生的那样。有些治疗性盗窃也许永远不会为人所知，因为来访者们压根就不知道自己有什么东西被"偷"走了。还有一些是在来访者离开治疗师之后，这种盗窃行为被以奇闻轶事的形式传播开来，在小道消息中占据一席之地——往往都是些败坏行业声誉的事件。"这或许与移情有关"等合理化的解释，掩盖了某些罪行的严重性。

治疗性盗窃的例子有：

● "盗窃安全容器"：打断会谈，改变会谈的时间或地点，接受的临床工作超出了治疗师的受训与能力范围。

• "盗窃幻想"或"盗窃内在世界的剧情"：使治疗关系具体化或性欲化；通过给出建议或说教性的指示来强化治疗师的关注。

据笔者所知，英国精神分析与心理动力督导协会和英国心理咨询与治疗协会是英国仅有的两家出版了《督导师伦理规范》（*Code of Ethics for Supervisors*）的机构。

该规范旨在保护弱势群体。退行是来访者在治疗中变得脆弱的原因之一，我们在第一章中也提及到过督导中的退行。督导和治疗都会影响到被督导者和来访者的内在世界，改变他们的内在客体。尽管督导中的退行不如治疗中的那么明显，但退行依然是心理动力督导的一个重要组成部分。当被督导者完成个人体验后，他也许仅凭督导来维持其自身与来访者内在世界中的连接。此时，依赖（及退行）在督导师与被督导者的移情中或许会变得更加明显。因此，英国心理咨询与治疗协会的《督导师的伦理规范》罗列了包括督导师—被督导者二人组合、督导师—被督导者—来访者三人组合的相关条款。

督导中的盗窃与治疗中的盗窃有极大相似之处，由于上文中所提及的治疗性盗窃的案例有很多都涉及督导，现在我们将从督导的角度进行更详尽的探索。

最隐蔽的督导盗窃形式可能是对安全容器的盗窃，这种情况经常发生在双方都认为督导没有治疗那么重要时。据统计，这类盗窃的例子有：督导师在督导期间进餐、接电话、喝咖啡，或允许他人随意进出。他们对边界的重视程度，似乎普遍低于其作为治疗师时对边界的重视。有位被督导者在督导中遭遇过一系列这方面的打击，督导师总是让他继续等待。这位被督导者坐在候诊室里，在本该属于他的督导时间段里，甚至能听到督导师在接听其他人的电话。他感到愤怒又放松，愤怒的是在付费时段内自己没有得到相应的服务，放松的是也许不会接受整整50分钟的督导检查了。他试图以一种"让我来教导你"的方式进行无声的反击——他严格地坚守着每一次督导结束的时间。这位督导师在收费问题上也没有任何规律，他会随机提供账单，导致被督导者的督导费一直没机会结清。被督导者担忧地发现，他开始蔑视这位督导师了。在该督导工作中，督导的盗窃行为非常显而易见。幸运的是，对于这位被督导者和他未来的来访者来说，他的其他督导师和治疗师都能够保持非常良好的边界，从而确保他能够内化良好的实践模型，这在一定程度上减轻了被盗窃经历的影响。

心理动力督导依赖于对幻想的共享。借助被督导者的话语，来访者在督导中"活"了过来（见第一章）。在被督导者和来访者的内在世界中，督导师扮演着重要的角色，他将访谈由两人扩展到了三人。尽管人们普遍认为，治疗师和来访者会严格限制治疗之外的任何接触，但督导师和被督导者之间的边界却没有那么明确。虽然督导双方的接触可能是不可避免，但接触得越少，督导双方关于来访者材料的共享幻想可能就越强烈。因此，有必要严格限制督导师和被督导者在督导会谈外的接触，相互之间保持相对匿名。因为督导就像治疗一样，会影响我们的内在世界，改变内部客体。如果督导师将督导过程具体化，例如不使用并行过程收集到信息，就可能发生"盗窃幻想"的行为。如果督导师以一种焦虑的方式行动和干预，也可能发生盗窃幻想。这可能导致双方无法确定焦虑的来源，督导师或来访者的焦虑经由被督导者反映出来，从而在根本上忽视了治疗和督导之间的差异，忽视了二元活动和三元活动的区别。这可能缘于知识匮乏，以致督导师主动参与并试图直接影响或干预治疗工作。在督导时段之外，督导师也许会主动沟通，这会给人留下一种他是来解决危机或安抚被督导者的印象，但这同时也提供了一种与治疗不一致的模式，这种模式会导致督导无法发挥作用。

下面是一个盗窃幻想的例子，讲述的是某位男性来访者的督导过程，这名来访者正在接受一位临床经验丰富的男性治疗师的治疗。

来访者来自一个大家庭。他的父亲似乎事业有成，但疲惫不堪；母亲仿佛受到压制，但又很有力量——很大程度上归因于她虔诚的宗教信仰。这名来访者是一名资深的专业人士，案例报告显示，当来访者还是个儿童时，他会为了赢得母爱而放弃玩耍，与母亲一同参加宗教活动；为了博得父爱，他则要与兄弟姐妹展开竞争。

这位来访者对女性有明显的施虐幻想，以表面上对她们的过分关心来掩饰这一点。比如，他会毫不犹豫地向一位迷人的女士伸出"援助之手"，从而让这位女性在不知不觉中参与到他的施虐幻想中——允许他触碰她。在治疗中，夹杂着性意味的攻击性语言渐渐变得司空见惯，有爱意或温柔的语言则开始缺乏。此时，来访者的被督导者向其督导师（女性）提出了督导请求。但在每次督导会谈中，督导师只关注被督导者—来访者间的互动，或被督导者的治疗诠释等细节部分。被督导者逐渐发现，在结束督导后，他多次感觉自己很"肮脏"，发现自己没有办法很好地完成"功课"。就好像他跟来访者并不是在进行治疗，而是在进行每周三次的同性间的对话——某种程度上，这些对话主题集中在女性身上。如同十多岁的男孩们盯着墙面上俏女郎的海报彼此交流，脑海中浮现着哪个"女孩儿最有可能得手"的幻想。由于被督导者允许自己与来访者的这种情况持续下去，而不是以督导师更容易接受的方式行事，被督导者感到自己在汇报案例的过程中遭受了来自督导师的持续审查。这可能反映了来访者的母亲希望来访者能够成为一名"年轻帅气的男人"的愿望。这位被督导者在会谈中所体验到的督导态度是严厉的，因为督导师似乎无法与自己的潜意识互动，无法理解她在这个三角互动过程中的"角色"。因此，被督导者也就无法体会到她对"感到自己肮脏"的反移情感受。

督导中的很多地方，都反映了来访者童年、青春期和当前的困境。也许在无意识中，被督导者将一位虔诚严谨的母亲的形象投射到了督导师身上。案例中的同性恋部分也没能在督导中得到关注，督导师明显将来访者宗教般虔诚的母亲形象付诸行动，而不是通过并行过程来对该角色进行诠释。她采取的方式与来访者童年早期的记忆相似，督导师无法"创造性地玩耍"，她严苛地照章办事，明显没有留意到她自身、被督导者和来访者之间在无意识层面的沟通交流。女性督导师无法通过自身的反移情来诠释，这意味着她的无意识不允许被督导者触碰她。这种做法加上她忽视掉"并行过程"，共同导致了督导过程和治疗工作的贫瘠。

出于对自己的心理治疗师（和导师）与一名女来访者发生性关系一事的愤慨，拉特（Rutter）写了一篇辩论文章（1990）。他观察到，性侵犯不仅发生在明显精神失常的男性治疗师与他们的来访者之间，而且也发生在那些被认为是声誉良好、成就杰出的专业人士身上；拉特认为信任关系中的性侵犯是个主流问题，他重新呈现了职业关系中男女间更广泛的文化权力失衡问题。尽管关于色情移情的"性欲化"报道通常都

发生在异性之间，但督导师也需要意识到，同性之间的移情关系也可能
变得性欲化，或产生出一种"罗宾逊夫人"*式的关系动力。色情移情和
色情反移情通常会导致治疗上的困境，因此，督导在很大程度上依赖于
被督导者在讨论相关个案工作时的坦诚与勇气，尤其是在涉及色情材
料的案例讨论中。督导师需要警惕并留意那些以暗示的形式，或以督导
师反移情的形式所反映出来的问题。以下就是相关的一个例子。

> 有位被督导者在机构中工作，他的一部分工作职责是给
> 员工提供咨询。员工要么主动要求，要么通过经理引荐来和他
> 咨询。一位女经理给他打电话，表示希望前来咨询。被督导者
> 曾经和她咨询过，那时她因与另一名员工的纠纷而前来寻求
> 帮助。面谈结束后，他回忆道，这次会谈没有让他觉得她有吸
> 引力，也觉得她不喜欢他。他认为他们的治疗工作可能会因此
> 而变得困难，但也不太会出现任何强烈的色情移情。基于这些
> 想法，他决定跟督导师谈一下初始会谈中出现的"愤怒和哭
> 泣"。当督导师提出女来访者和他之间有一种强烈的色情移情
> 时，他感到有些惊讶。被督导者抑制了这一部分，但督导师凭
> 借自身的反移情成功地意识到了这一点，从而使得治疗师也
> 意识到了这个事实。

治疗关系的性欲化是个很严重的问题，通常被大多数伦理准则认
定为严重的违规。性欲化的发生很难被准确地界定，这种行为是对幻

---

*"罗宾逊夫人"，电影角色，指一位已婚妇女勾引一个年轻的大学毕业生。——译
　　者注

想的盗窃。同样，如果督导关系变得性欲化，也可能发生盗窃幻想的现象。有趣的是，有报告称，与治疗师—来访者的关系相比，督导师—被督导者之间的关系更容易变得性欲化，这可能是缘于督导关系在移情方面并不像治疗师—来访者那样的紧密，也很难被准确地界定。督导工作的性质、使用的语言及同一职业的亲密感，都可能转化成一种两性之间激烈地融合。在承认督导中具有退行部分的同时，督导双方都需要在督导中觉察自身的表现（并负起责任）。不管督导师和被督导者之间的性行为可能带来多么严重后果，至少在无意识的层面督导关系的性欲化会对来访者产生严重的影响。因此，格特鲁德·曼德主张，督导师自身也应该拥有他的督导师的支持——在他的督导师那里讨论他与被督导者之间的移情。

一条常见的格言是"督导多于教学，少于治疗"。如果案例材料主要用作督导中的教学，让来访者"置身事外"，把来访者看作一个病理学上的"肿块"——即能够进行治疗和转化——盗窃幻想就会发生。督导不仅是教学，督导工作必须把三位参与者都融入到来访者内在世界的剧本中，督导师更像是来访者内在剧情的制作人或编辑。

违反督导职业伦理规范的行为与违反治疗师职业伦理的行为不同，通常不会直接带来行业声誉损失。有关督导不力或不道德的轶事通常只会涉及被督导者，似乎也很少得到官方的报道。无论侵权行为、违反伦理准则或违背伦理精神的行为多么轻微，都会给督导框架带来改变（Langs，1994），进而对相关临床治疗过程产生影响。穆丁（Murdin）和克拉克森（Clarkson）写道，虽然"在大多数情况下，督导伦理准则都有很好效果，但每个人迟早都会遇到一些冲突或矛盾，这是督导伦理准则无法提供充分指导的。"（1998:107）。有很多灰色地带可能会引发过分谨慎的人的焦虑，并被不够谨慎的人滥用。保密就是这样一个灰色地带。

保密性错觉——没有解决的冲突

所有从分析和治疗中获益的人都会明白"信任"的重要性。这种信任也许是盲目的——来访者信任治疗师的诚信或信任治疗师所隶属的认证机构的声誉。该信任的一个方面是信任治疗师不会把来访者个人的、隐私的和充满私人幻想的详细材料告诉第三人。那么督导呢？

有些治疗师会在初始访谈中就保密问题进行说明，好让来访者具有保密意识。其他治疗师也许什么也不说，任问题自行发展，或是不把保密问题视作为移情关系的一部分。后两种做法都各有危险。

保密声明对于一些能够充分利用治疗的来访者作用重大，另外一些来访者可能因为没有被告知该声明而无法获得最大可能的帮助。在治疗环境中的保密声明有多重要呢？一旦递交了某个案例的材料进行督导，治疗师和来访者之间的保密就会被打破，进而产生伦理冲突。无论督导师或督导团体是否承诺对案例材料保密，单就与同行交流来访者的案例这一事实而言，就已经造成了保密上的伦理冲突，且并没有简单的解决办法。诸如掩饰来访者的真名来加强保密性的举措，只会增加困难。这就像一位母亲向伴侣分享她对孩子的焦虑，或许只是一种寻求安抚的尝试。如果来访者知道他与治疗师的亲密对话可能会被报告给未知的第三方，就会无意识地影响他呈现的材料。

矛盾的是，如果不提交案例进行督导，那么来访者的学习和发展就会受到阻碍，也不太可能向社会公众承诺心理咨询行业受到了充分的监管。治疗师一方面致力于保密，另一方面致力于督导。如何在治疗中处理这种明显违反保密规定的行为？

有些治疗师会在初始访谈中让来访者知道他们的工作会接受督导。

来访者可能会进一步询问，也可能不做更多评论。另一些治疗师会选择不让来访者知道这一情况，因此在初始访谈中没有提及有关督导的部分。他们认为，不需要来访者明确的许可也可以接受督导，这与来访者无关。来访者很可能在初始访谈中，甚至在整个治疗过程中都没有被告知督导这一部分。然而，鉴于目前的治疗方式，即使来访者压抑了这个部分，他们也会意识到关于督导这一问题。

有些来访者可能会在初始访谈中明确治疗师的督导意向——也许是为了缓解自身焦虑，也许是为了检验治疗师的诚意。还有一些来访者可能希望治疗师更明确地指出"在督导中讨论治疗"意味着什么。有时，来访者可能会明确表示，他们不希望自己的治疗材料"离开"咨询室（这本身就产生了伦理和管理上的问题）。

在督导中讨论治疗工作可能会激发关于治疗的新想法、角度和概念，治疗师也可能会有一种冲动，想要与更多的人分享。因此，在对来访者负有保密义务，和对专业人士负有汇报或演示案例，提出临床理论假设以增进专业知识的义务之间，督导本身可能会带来进一步的伦理冲突。因此，本章在遵守职业伦理准则的同时，在严格意义上也违反了保密性原则。

有关弗洛伊德的案例史的书籍的出版，证明了"保密突破"（Bollas & Sundelson，1995）的行为发生在心理治疗行业的早期。浏览弗洛伊德或荣格关于来访者保密性观点的作品集，并不能获得有关这方面内容的丰厚体验。以下是弗洛伊德从实践中总结的判断。

> 某些来访者希望他们的治疗能被保密，主要是因为他们一直对自己神经质的状况讳莫如深——我没有任何想要阻止他们这样做的意思。这样的结果是，世人对最成功的治疗方法

也一无所知，这当然是一个必须得纳入考虑的因素。很明显，来访者倾向于保密的决定本身已经揭示了他秘密的历史。

对荣格而言，治疗与古老忏悔仪式的联系一直都是力量的象征。"没有什么比拥有一个被焦虑地隐藏着、小心翼翼地保守着的秘密更使人感到孤单、使人与世隔绝的了……此时，忏悔具有真正的救赎效果"（1961:192）。在精神分析方法问世的最初几年，人们认为只有与宣泄或发泄有关的放松才能"削弱创伤经历的影响，直到这段经历不再令人不安"（Jung，1954:262）。然而，第一章中提到，荣格也使用"忏悔"这个词来表示督导，这表明荣格看到了治疗和督导之间的并行关系。在治疗中，来访者向治疗师忏悔；在督导中，治疗师向督导师忏悔。因此，荣格在晚年写道：

> 每位治疗师都应该受到来自第三方的管理，以便保持对另一种观点的开放态度，即便是教皇也有一位忏悔对象。我经常建议分析师"要么有一个父亲般的忏悔者，要么有一位母亲般的忏悔者"。女性在扮演这样的角色（忏悔者）时特别有天赋，他们往往具有敏锐的直觉和洞察力，能洞悉男人的秘密，有时也能洞悉男人的阴谋诡计。她们能看到男人们看不到的方面，这就是为什么没有女人真的相信她的丈夫是超人。（1963:156）

荣格使用"忏悔"这一词的情感源头很可能是他早期与萨宾娜·斯皮尔林的工作。在这个案例中，当荣格需要寻求帮助时，他向弗洛伊德寻求"忏悔"。斯皮尔林与荣格的谈话非常亲昵——治疗性的对话常被比作母亲和婴儿之间的对话，也可被比作恋人之间的对话。两者都使用了一种表示信任和依赖的语言，如果被破坏将导致极大的痛苦。

1982年，美国精神分析家亨德森（Henderson）发表了一篇文章，清晰地阐明了同时做到保密和督导的两难境遇。他讲述了自身给一位心理治疗师的督导经历，该治疗师没有告诉来访者他正在接受亨德森的督导。过了一段时间，来访者突然出现在亨德森以督导师的身份公开发表演讲的活动现场。亨德森报告说，在演讲结束后，这位来访者朝他惊呼道"那个咨询师是谁？我肯定认识他！"——在亨德森演讲的过程中，这位来访者无意识的"识别"被唤醒了。这位来访者认出亨德森，只能凭借亨德森与他的被督导者（也就是来访者治疗师）所进行的思想交流。正如亨德森所指出的，这句应该反过来——不是"我肯定认识他！"而是"他肯定认识我！"。当知道治疗会谈中谈论的任何事情都有可能传递给督导师时，即便来访者给予了默许，也很难讲清——更不必说去测量——它会给治疗带来的实际影响。下面的例子可能会提供一些线索。

　　一位自恋的男性来访者接受了一名男性治疗师的治疗，这位治疗师在初始会谈中没有提到督导，但他们的治疗合约（条文中涉及督导）又是在那时签订的。在第一次会谈结束时，当听到来访者说："这会让你的督导师高兴的"，治疗师有点惊讶。在早期的大多数治疗会谈结束时，来访者都重复了类似的话。治疗师感受到这句话饱含轻蔑，因此倾向于沿着这一思路做出解释。治疗师对这句话的体验似乎得到了证实，大约6次治疗后，来访者带来了一个梦，他轻蔑地要求治疗师"整理"这个梦。治疗师非常清楚接受挑战、完成任务、解决问题的巨大压力，也认真细致地思考了他的解释。梦的内容聚焦在来访者是否能够接受治疗师所提供的丰富内容上，经过解释和讨论，来访者戏剧性地把结束语从"这会让你的督导师高兴的"改为"这将是一篇好论文，我等你写完"。这位来访者似乎总是遭到"入侵"，他的生活似乎缺少隐私性，看起来充满了夸张、八卦和谎言。但他有一个埋藏得很深的秘密，也许是出于羞愧或恐惧，从来没有在治疗中谈及过。直到他死后——也是在治疗结束了很久之后——这位治疗师才偶然发现了这个秘密。在整个治疗过程，来访者都清楚地知道自己得了艾滋病，后来也死于跟艾滋病相关的疾病。治疗师意识到自己从没有把这个消息提交给督导，这么做的原因可能并不是为了严格保密，而是为了与来访者"想守住一个秘密"的需要相共谋。

如果治疗师把来访者的这部分内容呈现在督导中，另一种理解来访者话语的途径可能会被打开。该案例凸显了保密原则的悖论：一方面，来访者可能拒绝与治疗师分享他噩梦般的恐惧，他幻想着能够成为督导讨论的中心点，但又担心这会带来不好的后果；另一方面，这位来访者本身也不想说出自身的秘密，来访者在无意识中知道治疗师没有在督导中讨论他的治疗，但在他在幻想中可能也担心如果治疗师没有使用督导保护自己，治疗师就会被（心理上的）感染。

所有接受过督导的人，在督导会谈结束后，都将体验到治疗过程中的明显转变。督导师或许提出了一个新线索，或许提供了一种新的理解来访者材料的方法。治疗师凭借着与督导团体的紧密合作，利用团体中其他成员的反移情，也能够在内在世界摆脱与来访者的纠缠。因此，治疗师在下次咨询中再遇到那位来访者时，就会感觉到更自由。通常情况下，来访者会让治疗师知道哪些事情已经发生改变，还会告诉治疗师这些改变给他们带来的问题。那又是什么导致了这种变化呢？是不同的焦点、方向和方法吗？是什么传递给了治疗师呢？它们是如何以及为什么要被呈现呢？如何去理解并解释它们非常关键，但从根本上来说，来访者很可能在无意识中知道了咨询的保密性已遭破坏。

仅仅缘于来访者的病理状况，才让他们想把痛苦、纠葛隐藏起来吗？保密相关问题并不是新出现的，早期教会曾经努力解决过这个问题。忏悔活动最开始是在集体环境中进行的，但出于对保密性的重视，集体忏悔逐渐变成了个体忏悔。之后，带有隔离墙的忏悔室进一步地保证了忏悔的保密性。关于忏悔的保密性多多少少会受到法律的保护，只有在国家安全受到威胁的情况下才能例外。

法律保护了治疗工作的保密性，但却忽视了对治疗师的保护，尽管声称"不参加督导就不可能培养和提升治疗师的能力""熟练的治疗师也需要督导，以确保来访者的权益能得到满足"，但这些观点不那么容易持续下去。对熟练治疗师的督导，不仅只与监督治疗师的工作相关，因为是治疗师本人而非督导师，选择了把哪些工作提交督导。因此，再多的督导也无法阻止某些治疗师虐待他们的来访者。正如格特鲁德·曼德（1998）所指出的，督导给具有虐待倾向的治疗师提供了虐待督导师和来访者的机会。

本章是在忏悔的力量被边缘化的时代所写就的——一个与荣格和弗洛伊德时代相去甚远的环境。在现代社会中，人们的个人信息会经常被泄露给未知的第三方——他们在哪里购物，对音乐的喜好是什么，在任意一种商品上花费多少，这些信息会透露给任何愿意支付酬金的陌生人。而对某些人来说，有些信息是不能够出售的。视频监控系统监视着我们在市中心的活动，我们被告知这样做是"为了你们的安全"。但由于时常能够看到一些监控视频被用作"娱乐用途",因此"为了你们的安全"这句话听上去苍白无力。安全的代价是什么呢?一些合理化的解释如"如果你没有什么要隐瞒的,那就不会介意这种做法",会被用来为侵犯个人隐私的行为辩护。这似乎也呼应了弗洛伊德的观点,即"想要拥有隐私的冲动"是一种病态。目前,对此视而不见的人们似乎默认并接受了这些监控。但他们跟大多数来访者一样,其实是希望能保持匿名的,这可能在某种程度上解释了一些在公共场合中的轻率行为是如何被对待的。

正是在这种环境下,诞生了博拉斯和桑德尔森的观点:"保密是永恒的……任何来寻求分析的人,都不应该在未经允许的情况下被公开身份"(1995:184)。但保密的代价是什么?博拉斯和桑德尔森没有论述保密是否包含"督导中提交来访者的个案材料"这一点,但他们叙述中的"永恒"一词,意味着保密时长涵盖了治疗师的一生,甚至更长。朗斯(1994)关于坚守督导框架等的提议也能够使保密避免部分固有冲突。虽然他建议督导师和被督导者应尽其所能保护好来访者的隐私,但似乎没有留意到"在督导中讨论来访者"这一行为本身就是一种对保密的结构性偏离。

博拉斯和桑德尔森在其作品中没有提到弗洛伊德或任何一位精神分析先驱曾支持过他们的观点。令人惊讶的是,他们"像希波克拉底誓言一样古老"的观点在业内几乎没有得到任何支持。他们主张在治疗开始时对保密性问题保持清晰和诚实,认为治疗师应该意识到治疗的独特性,即来访者能够接受与另一个人共同探讨自己最黑暗的恐惧和幻想。因此,督导师总是需要知道其督导是如何影响治疗的。换句话说,督导师需要了解治疗师是如何将上次督导会谈内容传达给来访者的,以及治疗师是如何向督导师报告的,等等。督导师也应始终将其放在首位。

也许，"完全的保密"仍然是一种危险的错觉。由于保密性经常蜕变为"秘密"，秘密会让人感觉受到了虐待，而且它往往就是虐待性的。因此，督导师必须在"控制"和"放手"之间"走钢丝"，以使来访者保持必要的"保密幻觉"，以便充分地利用治疗，同时实施适当的控制。精神分析疗法被称为最危险的疗法（Kerr, 1994），治疗师需要督导来在危险中求生，创造性地掌控创造力，并确保自己所公开的内容可以得到保护。

关于《数据保护法案》（*Data Protection Act*）的说明

被督导者的笔记包括他们的思考、反应、想法、幻想以及关于来访者的一些更加客观的评论，督导师的笔记也包含类似内容。这些笔记通常是速记简写的形式，是属于个人的，旨在用于自我反思，而不是为了与第三者的沟通。笔记反映的信息被认为是作者的个人机密。《数据保护法案》旨在保护"实际上不是秘密，但却被视为机密"的信息的安全，避免个人或机构利用它们造成伤害。这样做的目的是为了确保这些信息不再被隐藏，因此此法案广受好评。《数据保护法案》对治疗师和督导师的笔记和保管方式的影响超出了本章的范畴。BACP 发表过一篇文章，认为这样的做法清晰有力。另一篇很有意义的文章是从机构管理者的角度所写的案例研究，试图利用治疗师的笔记来作为法律证据，这文章被收录在 2000 年 2 月出版的 BAPPS 的会员通讯录中。

参考文献

Barnett, R. (2001) 'Therapy Session Notes: Changes in Law and Practice', *BAPPS Newsletter*, 6(1).

Bollas, C. and Sundelson, D. (1995) *The New Infomants*. London: Karnac Books.

Cassell (1979) *Cassell's English Dictionary*. London: Cassell.

Freud, S. (1913) *On Beginning the Treatment*, Standard Edition, 12. London: Hogath Press.

Henderson, J. (1982) 'Assessing progress in supervision' *Journal of Analytical Psychology*, 27(105): 130.

Jung, C.G. (1954) 'Problems of Modern Psychotherapy', in *Collected Works 16*, The Practice of Psychotherapy. London: Routledge. pp. 53-75.

Jung, C.G. (1961) 'Freud and Psychoanalysis' in *Collected Works 4*. London: Routledge.

Jung, C.G. (1963) 'Psychiatric activities', in *Memories Dreams, Reflections*. London: Routledge. pp. 135-168.

Kerr, J. (1994) *A Most Dangerous Method*. London: Sinclair Stevenson.

Langs, R. (1994) *Doing Supervision and Being Supervised*. London: Karnac Books.

Mander G. (1998) 'Dyads and triads: some thoughts on the nature of therapy supervision', in P. Clarkson (ed.) *Supervision, Psychoanalytic and Jungian Perspectives*. London: Whurr Publishers, pp. 53-63.

Murdin, L. and Clarkson, P. (1998) 'The ethical dimensions of supervison' in P. Clarkson (ed.) *Supervision, Psychoanalytic and Jungian Perspectives*. London: Whurr Publishers. pp. 107-121.

Rutter, P. (1990) *Sex in the Forbidden Zone*. London: Unwin.

第 十 章

督导之督导：是一门专业或新职业吗？

格特鲁德·曼德

在 BACP 的《咨询人员的督导师的职业道德及业务守则》（*Code of Ethnic and Practice for Supervisors of Counsellors*，1996）中写道：督导师的督导，是构成督导师持续督导工作并发展与提升自身能力的必要组成部分。因此，我们似乎必须就督导师的督导工作进行定期沟通。这样做的结果是，在督导培训中会自然而然地产生一个全新的职业（即督导之督导）。这乍看上去有点像"金字塔式层级结构"的老生常谈，或者像帕金森定律——为了增长而增长。一方面，我们需要对督导工作保持谨慎，以防不必要的、臃肿的督导机构无休止地扩张。另一方面，我们在从事督导工作中所遇到的问题与困境，并不亚于从事治疗工作。督导工作所信奉的一个理念是：若能与其他同行定期分享经验、交流思想，那么所有人都能受益匪浅。

多年来的培养督导师的经验（包括自己的培训经历）让我认可督导之督导的工作合理性，就像上一代的督导师认为他们胜任督导这份工作是合情合理的一样——因为他们曾经接受过督导，并且都是经验丰

富的治疗师。但现在，我觉得是时候开始系统地思考，梳理我所组织的
督导师培训，梳理我在督导师团体中所做的工作，梳理在督导有经验的
督导师时我所做的工作。督导之督导的工作与治疗师接受督导在哪些
地方相似？又在哪些地方不同呢？

我们可以把它们视作梯子下方的横档（这并非是一种等级关系），
督导之督导离来访者所在的"底部横档"更远了，因此也离来访者的投
射、痛苦和混乱更远，这些投射、痛苦和混乱会让治疗师陷入困境，让
督导师感到困惑。换句话说，督导之督导是为了获得更广的视野和更大
的思考空间。我们也可以把它看作是扩大一个四面都是镜子的大厅，因
此它使参与者们的反思和投射倍增，这些参与者们用焦虑和防御对抗
督导和治疗中的操作。但这两个隐喻都有其局限性，因为它们仅仅表示
空间上的差异，只是增加了一层维度，而没有解释它的功能或益处：督
导之督导是为了让督导师管理和了解自身的督导工作，防止他们陷入
麻烦。

简而言之，督导之督导需要考虑和容纳更多的人与关系——4个人
和3段关系，事实上，这些人和关系构成了一个完整的分组和网络。这
意味着它需要督导之督导师具有更多的灵活性与客观性，或打个比方，
需要他像一个更广角的镜头一样，在一个更大的领域中占据更大的位
置；需要他拥有敏锐的瞬间记忆，采用闪回、特写镜头、定格、过程和
模式等技巧，并熟练、快速、直观地了解被督导者（督导师）所标记的
问题区域。只有在临床材料已经经过被督导者预先处理和预先聚焦，督
导之督导师无需涉猎一堆不必要的细节时，才可能在来访者、被督导者
和督导师之间自如地切换。简洁又密切的关注是至关重要的：通过精确
定位督导师的反移情、焦虑和防御，督导之督导师会缩小范围特别聚焦
一个可以达成的目标。

在我的经验中，当被督导者产生阻抗时，会以许多无意识的方式在督导中体现出来，或者当参与者中的一方——尤其是来访者——存在自恋问题时，通常会很难找到目标。换句话说，这个问题很可能是一直困扰着治疗师的退行性移情，而这种退行性移情在整个督导领域内引起了波澜，督导师也无法理解或解决它。到目前为止，无论是治疗组合，还是督导组合，在尝试对这一问题做出解释时都宣告失败了。最终，该问题留给了督导之督导师来解决。如果能在问题变得棘手、阻碍了被督导者学习、阻碍了创造性的临床工作之前进行督导之督导工作，那么许多督导情境就会避免陷入僵局。

这同样适用于与经验丰富的成熟治疗师或督导师合作的培训情境。无论是组织机构还是私人执业，工作的前提是愿意开诚布公地告知自己的问题、错误和困境。前者（与治疗师的合作）通常是一种商定的评估情况，与工作和既定目标相关——即授予文凭或督导认证——在这种情况下，督导师有权决定治疗师的职业生涯。后者（与督导师的合作）涉及自愿开放自己的专业知识，以便让另一个心智去解决凭借一己之力无法理解或解决的问题，在困难的问题上看到希望，在别人的陪伴下思考一些不可思议的事情。这都需要很强的自我力量和意识，否则，对羞辱和屈从的担忧可能会带来阻抗，从而无意识地破坏工作。

在培训情境中，督导师往往会把督导中出现的阻碍、学员在学习过程中的困难因素归咎于受训学员自身。埃克斯坦和沃勒斯坦（1958）在著作《心理治疗的教学》（*The Teaching and Learning of Psychotherapy*）中，仅仅列出了实习学员们的学习问题。精神分析师芭芭拉·斯蒂米尔（Barbara Stimmel, 1995）是第一个将关注焦点转向督导师的否认上的，转向他们防御性地使用并行过程进行监控的危险。因此，督导之督导师的任务就是审查和发现这种防御性行为，督导之督导师要仔细观察督导师的自恋、投射和移情（包括正面和负面的），就如同督导师对待被督导者那般。我注意到，那些具有积极主动、对抗性或专制风格的督导师，可能是一个理论教条主义者，或者在扮演一位强有力的培训教师的角色。他们容易培养出叛逆和固执的受训学员，这样一来，被督导的学员们会拒绝按照要求去做督导，这可能会引发恶性循环，学员们会拒绝一切学习和与之相关的活动（包括来访者的）。另一方面，正如斯蒂米尔表明的那样，如果督导师隔离了自身爱的感受，就会倾向于偏袒，而偏袒可能会破坏客观性，导致给予被督导者过多的自由——一种"想做什么就做什么"的态度。这时支持就变成了放任，控制就变成了特许。在威权主义的"斯库拉（Scylla）"和宽容的"克里布迪斯（Chaiybdis）"之间 *，督导是危险而困难的"航行操作"，督导之督导师有责任确保安全，带领着没有经验的人前行，并在最坏的情况下营救"遇难者"。他们所遇到的困难，可能是严重到被投诉的程度；也可能只是参与者彼此之间的分离，包括被督导者终止培训或中断临床工作。由于整个过程中始终都包含来访者，因此有必要为了保障来访者的利益而采取迅速的行动。

相比普通督导中督导师和治疗师之间的关系，督导之督导的督导师之间的关系存在着决定性的差异，这种差异是由于关系中的双方在经验和专业知识水平上的不同所致。在这种情况中，双方都在实践着同样的技术（这不同于单纯的治疗过程和督导过程——参与者的一方希望

---

* 源自古希腊神话，斯库拉是一个美丽的仙女，为海神格劳科斯（Glaucus）所爱恋。女巫喀耳刻（Circe）夺爱未成，怀恨在心，趁斯库拉在泉水中洗澡时，施魔法将她变成了丑恶的海妖。斯库拉海妖居住在意大利和西西里之间的墨西拿海峡的山崖石洞中。而与斯库拉遥相对峙的是克里布迪斯（Charybdis）大漩涡。航行在墨西拿海峡的船舶，绕过斯库拉海妖就可能陷进漩涡；要避开漩涡，又可能会被海妖的毒牙咬死。——译者注

另一方知晓如何完成任务），督导之督导中的双方，一方面使用专业知识，另一方面其内在的无意识竞争和嫉妒等冲动，可能会在完成工作任务时被激活。督导之督导师应监控后一种现象的程度，且在临床工作卓有成效时命名它，因为这有可能是治疗关系的一种反映。那么，对后一种现象的探索将自然会引向关于竞争的议题，或源自两种督导关系（督导关系和督导之督导关系）中的一种，当坦诚地揭露并控制它时，就可以阻止它以某种无益的方式回到治疗中。这需要具备"敏锐的鉴别力，细致的理解能力"（fingerspitzengefiihl），即需要督导之督导师的机智、坚定及权威性。但如果行不通呢？督导之督导师是否需要找寻督导的督导之督导师进行协商交流？令人难以置信的是，在如此复杂的情况下，该问题还有可能在无穷无尽的循环上传递下去（Rioch，1980）。

反过来说，督导师之间的交流，是以教练而不是以父母或导师的姿态为主的。交流过程允许创造性地合作来思考实际的问题，如合同、框架、功能、特有的困境，可以坦率地表达出怀疑与假设，质疑基本理论，尝试新的理论。我发现我（作为督导之督导师）在与督导师们交流时，要比与治疗师们的交流更加坦诚和频繁，我会听取他们的意见，享受过程中的分歧或争吵，本着一种体育竞技的精神，与一位实力大致相当的工作伙伴抗衡，在一种"我们真的明白吗？"的苏格拉底式的精神中求同存异。

在进行团体督导的时候，督导之督导可以说是非常刺激和使人满意，因为每个团体成员都能够参与进来，能进行共同的督导，能平等地、有创造性地贡献各自的洞察与领悟。然而，由于隐蔽的工作计划、僵化的教条或手足之间的竞争，在团体成员意见产生根本性分歧时，团体督导也可能会变得充满火药味。于是，团体带领者要管理和控制这种情绪的强度，因为过分激烈的情绪会严重限制和阻碍团体中有创造力的交流。例如，在我的一个团体中，有一位主要研究恋母情结、自体平衡、性欲和死亡的男性督导师在对抗一位女性督导师。这位女性督导师总是把关注点放在原始的精神病理上，要求先对这些问题进行工作。当他们就如何探究一个案例争吵不休时，我经常能发现我总是会想在冲突变得激烈之前抢先说出冲突的本质。借此，他们承认存在不同的创造性，存在多种通往真理的路径，他们接受了有很多解决问题方法的事实。我们可以在男性督导师那里研究探索有关俄狄浦斯情结的假说；也可以在女性督导师那里研究探索关于自恋障碍是如何形成的。尽管在冲突扩大之前总会有一些可怕的时刻，但是该团体还是会在没有分裂威胁的情况下正常地行使功能。

就像在普通的督导活动中一样，我总要花一些时间去发现被督导的督导师们处理案例材料的风格特性，观察他们独特的联想、思考、联系和组织的方式 (Jacobs et al., 1995)。他们的优点和缺点很快就会呈现出来，对焦虑的管理也会呈现出来——在前面提到的那个案例中，那位男性督导师掌控了整个团体，他为了防御自身的焦虑而变得说教且啰唆。与此同时，女性督导师开始变得冷漠且理智，她担心来访者的受干扰程度和控制需求，也担心治疗师对精神病症的治疗过程缺乏经验。该团体中的第三位督导师成员——也是一位团体治疗师——低着头，坐在那里安静地观察着，把动力性诠释的任务留给了我。几乎每一次会谈都充满戏剧性，但也许每一次会谈都应该是某种过程或启示——由于学习在很大程度上是无意识的，它不能被有意识地塑造或产生，只能被促进或启动。这就是为什么用说教的方式与他人交谈的结果会如此冒险且不可预测，因为它取决于倾听的质量和接受者的倾听能力。

允许不同的思维和焦虑管理方式，是做到良好督导的秘籍。显然，当容忍不理解之处的举措更为合适时；当情况需要进一步发展时，督导师（或被督导者）才会清楚地知道在督导中发生了什么。我会尽量避免先提出我的解决方案，我经常想起温尼科特的涂鸦游戏——他会跟孩子们一起涂鸦，这个游戏提醒我，我需要做的就是把事情稍微向前推进一点——利用某个问题、某个建议、从另一个督导情境中引用的一段话，或自己在学习中曾经所遭遇的困境。

　　与在治疗中和普通督导中一样，督导之督导师面对的最大诱惑是全知全能感（Gee，1996）。未解决的问题、淹没性的焦虑、未知的痛苦，都强烈地吸引着个体去追求一种全能感——它意味着存在着一个神奇的词语、一个想法或一条建议，就让人们能看到奇迹。而当督导师经历了一段最初的不确定期后，他会尝试着理解被督导者在说什么，此时他对可能出现的问题或需要的解决方案，会有一种"灵光一现"，会产生一种不可抗拒的冲动——想要立刻把这些想法告知被督导者："我想我知道了，我能够给你一个解决的方案。"相反，把握洞察力，促进被督导者对问题的理解与思考，并对案例材料保持开放，几乎总是能促进力量的联合，并整合自由联想和思考，为进一步的行动做好准备。

　　作为"知情者"的自恋快感很难抑制，但以我的经验来看，与在访谈中和其他人相互看见、彼此理解或建立联系相比，这种自恋快感最终会让人更不满意（因为这会引发负罪感）。歌德说："我所知道的，只有我自己。"这意味着，在这种情况下我的意图会成为被督导者的意图，它需要转化成"火花"，点燃被督导者的头脑。换句话说，我的"橄榄枝"会产生了一种"投影的飞跃"——这通常被称为灵感——一种无意识的、精神上的沟通方式。我们所需要的是一种等待的能力，去相信和信任被督导者最终能处理好这种情况，最终能在错综复杂的临床材料中，找到属于自己的操作方法。当他们感受到了信任，就能够去自我信任。

　　当然，在这个过程中，总是有一些附属需求，特别是寻求支持和表扬的需求。作为被督导者和督导师，我已经意识到在督导中给出空间是至关重要的。在这个空间中，好的工作能够被采纳和吸收——这就是督导的镜映功能。被督导者会说："那次会谈很刺激我，当时发生了一些令人惊讶的事情，我一定得跟你说说。"或者"我很高兴自己控制住了这种攻击性的爆发，并对他那独特的防御系统做出了诠释，请您注意到这些，并给我一些认可。"我认为，在试图找出问题和发现困境时，可以忽略他们这方面的需求，或放下在来访者、被督导者和督导师的身上看到快速发展和转变的期待。"给出空间"能够提供一个良好的环境，也提供一个抱持性功能来支持思考，并面对、探索和发现督导工作中最艰难的地方。

作为一名督导师，我发现我需要被督导者的信任，适应我的要求，以我能处理的形式提交案例材料。除了严格的逐字稿（这在培训中是必不可少的）外，人们的陈述方式差别巨大，这与个人的表达能力及组织和处理大量细节的能力有关。至于我自己，是一个相当羞怯的谈话者，喜欢听但不喜欢说，喜欢写但不喜欢即兴发言。在每周的工作中，我听到各种不同的生命故事，也从来不会感到厌倦。能够置身于这么多人类的苦难和困境之中，我深感荣幸。虽然有些案例汇报者让我差不多能够立即掌握了案例情况，但另一些却可能会让我误入歧途，或是困惑不解，这时就需要大量的澄清和交叉提问，以组织和处理材料。督导师需要在多大程度上补充被督导者的工作，只能根据具体的情况决定。

这一点在一次性咨询或面对一个陌生案例时，尤为明显。我们都有过这样的经历，一些被督导者会用"我说……，他说……"之类陈述细节的方式把我们淹没；一些将临床细节包裹在以自身受训流派为基础的层层理论假设和逻辑推理中；另外一些人只给你一大堆杂乱无章的事实，或一段没有背景的零散互动。有些报告案例的人像出色的演员，上演着明星般的表现。在汇报过程中，他们的机智和魅力将一段普通的咨询内容转变成了一场戏剧性的精彩对话。显然，这些信息的呈现是由伴随着对互动心理动力的持续评估所全面回忆出的。

我记得一位特别的被督导者，他完美地掌握了艺术大师般的言说技巧，以至于我无法分辨情事实与虚构——在督导过程中，我几乎丧失了反思能力。当然，他这样做的目的是为了给人留下深刻的印象，让人钦佩他。自恋的案例汇报者是一位引诱者——他会让你远离案例，在真相和分享能力方面付出沉重的代价。督导师变成了被俘虏的观众，变成了多余的人，丧失了力量与勇气。对我来说，最常见也最令人恼火的是某位督导师带来一份案例，然后极其"无辜"地说："你记得某某人或某某事吗？"或者"是你让我这样做的"，希望我能立即回到几周或几个月前，记起我所听过和说过的所有事情——就像从电脑系统中调出文件那样。遇到这种情况，我通常会回答说"请您告诉我或请您提醒我"。当案例材料接受持续督导时，我会要求对方先提供一个书面简介或草图，然后再参考当前的临床材料。令人惊讶的是，人们能以非常快的速度联想起相关细节，用非常少的信息就进入非常深的探索中。

我还没有谈到督导之督导所独有的心理动力，也没有谈到曼荼罗的重要性。后者指的是督导之督导是对称的，相对于普通督导的不对称性，它形成了鲜明的对比。在督导之督导中，马丁森（1975）的经典理论"意味着包容与排斥的俄狄浦斯维度"占据着主导的地位。"督导搭档"平衡"治疗搭档"，就像在埃克斯坦与沃勒斯坦的临床菱形中那样，一个四角场景出现了。在这个场景中，沟通的线路是多样和复杂的。身体动作发生在三个房间里，其中一个房间（治疗室）是两个督导师都没有经历过的，他们必须一起想象在这个房间中发生了什么。他们利用直觉、反移情和其他指标，在多维度的情感领域里精确地指出无意识的沟通交流，他们试图把注意力聚焦在引发督导中问题的冲突、焦虑和防御上。在我看来，他们凭借着直觉或运气，把注意力集中在一些重要的事情上，从而解决棘手的局面，解决整个领域的停滞、盲点、移情或不可思议的事情，这在我看来如同发生了一次奇迹。

要使奇迹发生，一切都取决于同时发生在各个阶段迅速集中和浓缩的互动，如同曼荼罗图案上4个不同的视角。这是一种欣赏风景画般的体验——画布上同一时间内正同时发生着许多事情，如布鲁格尔（Breughel）"伊卡洛斯的陨落"这幅画：位于画布最右边的角落，是伊卡洛斯跌落水中溅起的浪花和他挣扎着的双腿；在岸上，一个农夫在平静地耕地；在画布的中间位置，是一艘豪华的轮船正在朝着岸边的一座城市航行。布鲁格尔这幅著名的绘画是督导工作的有效隐喻。就像在督导中经常发生的那样，人们在观赏这幅画作时，目光会时常从平凡乏味的细节转移到周围发生的事情上。督导师则必须把注意力集中在日常事务中，而非沉浸在表面的华丽壮阔上。因此，虽然被督导者报告的案例材料通常会包含着"一幅幅宏大的画面"，充斥着有趣的细节，但督导师需要筛选这些细节，通过均匀悬浮的注意力，寻找细节之间有意义的联结——丹尼尔·斯特姆（Daniel Stem, 1985）称之为"关键的治疗隐喻"。当发现它时，督导师可以进行动态干预，并对来访者临床资料的基本特征和督导领域的重要问题联合反思，在这些重要问题上，移情和反移情提供了可能的答案。

欣谢尔伍德（1991）建议在做评估时找出最大的"痛点"，或者是格拉瑟（1993）的"核心复杂"，巴林特（1968）的"基本故障"，鲁波斯基（1990）的"核心冲突关系"，它们共同构成了这个复杂局面的基础。督导师面临的致命诱惑之一，便是热衷于让自己的分析占据主导，而不是专注于隐藏在广袤画面中人类的内在剧本。此时，督导师就会误入歧途，并隔离痛苦。在这方面，这幅"伊卡洛斯的陨落"背后的寓意是一个再合适不过的阐释——伊卡洛斯，不顾父亲代达罗斯（Daedalus）的阻止，鲁莽地飞向太阳，也为此付出了失明和溺水的代价。在督导过程中可能发生"失明和溺水"，在督导之督导的过程中同样可能发生。沉溺在太多的临床材料和无聊的猜测中，盲目痴迷于提出假设和进行分析，远离了真实的行动、实际的困难和存在的痛苦。这时，一个人自身的先入为主、自恋需要、个体和理论的假说等，都将阻碍我所说的"必要的发生"，而这些必要的发生能够使督导变得具有意义和创造性。警惕的态度有助于监督师评估自己是否尽职，观察自身的基本态度。

最后，我想提醒大家的是，所有一切最终都需要回归到来访者身上，我们必须勇敢地接受焦点的转移——从来访者的故事转移到治疗师对督导师困境的反移情，并最终在督导之督导师的心智中开启一些东西，用来进行有创造性的、有意义的督导干预。

参考文献

BACP (1996) *Code of Ethics and Practice for Supervisors of Counsellors*, Rugby, Warwickshire: BACP.

Balint, M. (1968) *The Basic Fault*. London: Tavistock Publications.

Ekstein, R. and Wallerstein, R. (1958) *The Teaching and Learning of Psychotherapy*. Madison, CT: International Universities Press.

Gee, H. (1997) 'Developing insight through supervision: relating then defining', *Journal of Analytical Psychology*, 41(4): 529-552.

Glasser, M. (1993) 'Problems in the psychoanalysis of certain narcissistic disorders', *The International Journal of PsychoAnalysis*, 73(3).

Hinshelwood, R.D. (1991) 'Psychodynamic formulation for assessment in psychotherapy', *British Journal of Psychotherapy*, 8(2): 166-174.

Jacobs, D., David, P. and Meyer, D.J. (1995) *The Supervisory Encounter*. New Haven and London: Yale University Press.

Luborsky, L. and Crits-Christoph, P. (1990) *Understanding Transference: The CCRT Method*. New York: Basic Books.

Mattinson, J. (1975) *The Reference Process in Casework Supervision*. London: The Institute of Marital Studies.

Popper, K. (1962) *The Open Society and its Enemies* .London: Routledge.

Rioch, M. (1980) 'The dilemmas of supervision in dynamic psychotherapy', in A.K. Hess (ed.), *Psychotherapy Supervision, Theory, Research and Practice*. New York: John Wiley & Sons.

Stern, D. (1985) *The Interpersonal World of the Infant*. New York: Basic Books.

Stimmel, B. (1995) 'Resistance to awareness of the supervisor's transferences with special reference to the parallel process', *International Journal of Psycho-Analysis*, 76: 609-618.

第 十一 章

督导的时间进程与结束

格特鲁德·曼德

我选择探索的主题是"督导的时间进程与结束",这个部分与咨询类似,但又在许多地方有所不同。除了与语境和专业要求相关的技术细节的不同,还有一个事实是督导中会涉及更多的关系——治疗关系、督导关系和心理动力督导中持续存在的三人动力关系。这意味着,虽然督导会谈中的第三方——来访者——不在现场,但在"时间与结束"部分的所有事项,都需要将其纳入考虑。而这一因素会大大改变督导的过程,并使之变得复杂。同时,这需要督导师具备大量技能,要能够不断地学习,持续地增强专业性。

时 间

在本章的第一部分,我会把"督导时间"这一主题划分成三个模块。首先是横向划分,即督导合同的期限及持续时间;何时以及为何更换督导师;何时暂停以及完全停止督导工作;寻找替代督导、过渡以及重新组织督导工作所需的时间。相关问题是"我们能够脱离督导吗？"其次是纵向划分，即督导会谈的时间、安排、结构、干预形式和框架等问题。最后是记忆在督导中的作用，忙碌的督导师如何处理大量案例材料？包括大量的人物、姓名、事件、感受和投射？如何在必要时存储和检索信息？

通过学习这三个部分，我希望能够帮助大家在"督导中时间维度的多样性和复杂性"方面，建立起一些概念。因为督导不同于治疗，但又时常与治疗相互交织。

横向维度

在身为治疗师的职业生涯中，你会遭遇到很多具体的督导情境。不出意外的话，某位治疗师会针对不同的临床工作，接受来自多位督导师的督导：在机构或私人执业中，为接受长程心理治疗的来访者寻求督导；为在职业介绍所中进行的短程心理治疗工作寻求督导；为在医院或诊所的治疗寻求督导；排在最后但并非不重要的是，为自身的督导工作寻求督导。这意味着接受督导的治疗师要能够适应他人不同的风格与个性，适应并非总是精心准备的结束和开场。其中一些督导案例会是短暂的，但这并非个人主观所为，有些是管理属性所致——在频率和所服务的客户数量上有所不同；还有一些案例可能会延续数年，合作过程也卓有成效，此时督导师的角色类似于教练，会对被督导者的职业生涯发展产生巨大的影响，对治疗师的优点与缺点、来访者以及治疗师与来访者之间的关系，都有着非常深入的了解。

督导时长可能与治疗师和来访者的工作时长保持一致，也可能更长或更短，在督导持续时间内，督导关系在积极感受、消极感受以及移情方面，经历着与治疗关系相类似的波动。然而，督导中的投射通常不会那么强烈，总体而言，督导关系中的双方会更加平等，阻抗和退行是督导中实现学习的两个重要组成部分。按时开始与结束、中场休息和督导收费等设置所带来的焦虑和烦恼，都是督导师所要承担的责任，也能够突显督导会谈与督导工作的规律性。优秀的被督导者是不会逃避督导过程中的困难的，因为他会在督导过程中产生暴露缺陷、自我怀疑、困惑和沮丧等感受。

幸运的是，一旦督导开始，这些负面感受就会随着次数的累积而逐渐减淡。人无法仅凭一己之力揭示洞察力与真相，在表现出色时我们都需要来自他人的肯定，需要有共同的思考与发现，这都说明了与人合作的重要性。只要双方同时经历这两种情况，并希望更多地经历后者，那督导就依然有价值，依然在继续达成目标。当督导工作开始变得单调、乏味、无聊和重复时，就到了督导师离去的时刻了，因为被督导者已经成长了，并且他的创造力有可能已被关系中的嫉妒或害怕所削弱。这就是督导与治疗最明显的不同，因为人们的专业水平总在持续地变化，并且还有可能是在飞速地变化，尽管这种变化并非一定发生在被督导者身上。随着督导师年纪渐长，工作量增加或例行事务日益繁重，他们也可能会达到吸收、消化、增加知识和提升理解力的极限。在一个信奉人人都能够持续自性化的现代社会，我的这种（人会达到极限）说法仿佛是在制造"异端邪说"，但我相信它能够经受住时间的检验。

我们尝试重新定义这个重要的问题：督导合约是否具有最佳期限？更具体来说，我们是否有机会将督导工作交给"内在的督导师"，并就此结束外部付费督导？

BACP针对该问题的第一部分给出的回答是：两年。但它没有就问题的第二部分给予回答，也没有考虑到经验丰富的治疗师，考虑到另一种治疗师的督导——这些治疗师通常每周督导一次，没有接受大量个人体验，当其来访者变得难以被满足和见诸行动时，这些治疗师需要在督导中被给予更多的支持和抱持。

可以把每两年更换一次督导师作为一项规范性规定，旨在遏制督导中的共谋，鼓励学习的多样性。但这样做也可能使督导训练变得永久化，而若是对督导的规定累积到一定程度，就会不可避免地产生阻力；另外，如果治疗师回到治疗工作中，他们会发现如果治疗合约延长，督导合约也会跟着延长。多年来仔细跟踪的长程个案，需要持续的督导关系；另一方面，一个人的临床工作从视角切换中的获益是不可估量的。因此，与其循规蹈矩，不如让个体决定何时更换督导师，而实际上这往往都是由外部环境所决定的。

那些没有督导参与的治疗工作，不会拥有指导性的规则。尽管我们认为一个人若仅凭借着自身的力量达到完全的自主并具备专业智慧，是不道德的和外行的。但我也相信，每个人都有想分享专业上的成就感和困难的冲动，它们是无法遏制的，如果不参与到更正式的合约中，我们很可能会在非正式场合八卦和自夸。最后，不应该低估持续存在的、来自精神病理学的无意识压力。作为能够对来访者的生命产生影响的人，治疗师很容易被诱惑成为全能神或自恋狂的角色。在与我的长程个体督导师讨论伦理问题时，我认识到非常危险的不仅是"性或金钱的满足"等一些明显诱惑，还有孤独的治疗师自恋的增加，这时候的他甚至可能会"发疯"。还有一种可能是，治疗师忽视了自身倦怠这一警示信号，低估了因疾病或年老导致的能力丧失。我们的自尊总是与工作息息相关，我们都需要感受到自己是重要的，感受到自己对来访者来说是不可或缺的。理想情况下，当治疗师出现倦怠时，督导师应该叫停他，并行使督导权力。治疗工作是一份不必退休的职业，因此应给每位从业者提供一些督导保障。但这是不能被强制规定的，而应该被推荐，让治疗师能够自我监控并自行抉择。

就我个人而言，我赞成偶尔中断一下督导，减少频率，与同行建立阅读与讨论小组，随着工作经验的积累，建立一个固定的同辈团体，定期进行同辈交流。当临床工作需要新的投入，或需要对未经检验的工作实践进行调查时，再选择去恢复常规督导。如果没有督导，有两点是必须要做到的：治疗师至少要有一位同行，在治疗师（度假）外出期间，或在不可预知的紧急情况下，治疗师的来访者们将被委托给这位同行；并且治疗师需与同行（们）达成协议，当他们担心他能否继续胜任工作时会如实相告。告诉他是时候放手了——不管是暂时的还是永久的，这是对一段好的同行关系的终极检验。与治疗师不同，督导师还需要负责给出督导会谈的结构和时间安排，除非所使用的模型非常具有分析性或以人为中心。然而，有许多方法可以利用时间，并让被督导者（们）参与到督导任务中来，督导师需要发展的技能之一是把握好督导干预的时机。但对我来说很自然的东西，对其他人来说可能会很棘手，因此，我想陈述一个显而易见的经验法则。

督导师会受到其督导师的影响，因为他们会按照自己经历过的方式来实践，即使他们的经历不怎么美好，也会选择按照自己作为被督导者的方式来进行。当然，除非他们接受过大量的培训，并在过程中有意识地改变了"原本"的风格。

多年来的督导经验告诉我，被督导者也会影响督导师的工作风格——尽管未必总是朝着好的方向影响。我指的是被督导者们的阻抗，即他们不接受与其临床治疗工作有关的督导方式。这进一步取决于他们在督导训练或临床实践中所处的位置：有些治疗师想要填鸭式教育；另一些治疗师坚持按照自己的方式行事；还有一些治疗师需要持续的认可，或是需要深入来访者生命故事的细微部分，以呈现其治疗困境、成功和失败。

　　和治疗师一样，督导师也需要先了解被督导者的心声和特殊诉求，认识到他们在思考和处理临床材料时的独特风格，分辨出他们与他人——无论是与来访者，还是与督导师——相处过程中特有的方式，然后相应地调整或塑造反应方式。我并不是说我理想中的督导师像一只变色龙，而是说优秀的督导师要具有敏感性，并尝试与被督导者保持同调，如同母亲对婴儿、朋友对朋友、治疗师对来访者那样，在每一次督导会谈中，督导师在保持坚定的同时，也要坚持完成一些目标。这是我的第二条经验法则。

　　督导是在创造一些东西，这需要有多个部分的参与。首先，要有一段足够好的关系，在这段关系中，被督导者可以在没有过度焦虑、羞耻和用虚构所修饰或扭曲的情况下表达出遇到的困难。其次，在被督导者将来访者的经历用语言表达出来的过程中，督导师要相信这个过程——无论是整个督导会谈、互动的发展，还是最为常见的移情，这使我们重新解读了来访者的生命故事或心理病理——对它们的信任会允许另一个心智参与，并能创造性地反思治疗中的许多问题。

　　此外，治疗师要愿意共同寻找意义和理解，这将会导致更多富有成效的行动：倾听、诠释、涵容和反思来访者的临床材料。治疗师的这种"愿意"包括能在亲密关系、对失败的恐惧、暴露、嫉妒、退行、误解或误判等方面承担语言和情感上的风险。这适用于练习中的双方，但由于总会有第三人参与进来，这（语言和情感上的风险）便会与"涵容"和"排斥"有关。治疗师对来访者的占有欲可能会引发督导师对来访者的关注，但这种关注，也可能会变成笨拙的侵扰、自以为是的聪明，或是一次带来改变的干预，这种干预会让双方觉察到一些他们之前没有意识到的事情，这将有助于他们继续努力地理解让来访者痛苦的冲突、关系和防御。

正是最后的这种带来改变的干预，构成了一个良好的督导时刻。督导师是如何使其发生呢？或者更确切地说，什么能表明它发生了呢？

正如斯特雷奇（1934）的"引起变化的解释"那样，构成这个干预的必要条件有很多。首先，在被督导者这里，要允许他们无意识地退行并允许他们减少防御，使他们能够获得自发的回忆、联想和洞察力。其次，督导师能利用直觉，将真实存在的信息转化成为创造性的假设，这可能是治疗中移情过程在督导中的重演，也许能够解释被督导者奇怪的反移情体验，所有这些都会使注意力转移到来访者与治疗师的互动沟通层面上。在报告案例时，通常需要花费很长的时间才能完成这个目标，可能需要澄清很多的细节，需要尝试着将来访者重要的内在客体关系与当下的交流互动联系起来，需要识别出督导伙伴身上出现的那些莫名其妙的、不寻常的事情。

我的实践和经验是这样的：倾听时我会尽可能地专心和开放，借用弗洛伊德（1912）和比昂（1962）的说法，以"一种均匀悬浮且全然接纳的态度"，他们的形容非常贴切。我会开放我的心智，直到有什么事情突然触动了我。此时，我会收集零散的想法和假设，让它们形成心智的一个部分；而我心智的另一个部分会尝试着用被督导者所讲述的内容来组成一幅画面。若始终都没有线索，就会存在很长一段时间的不确定。在我的经验中，无论被督导者多么迫切地想要得到督导师对案例材料的看法或赞扬，督导师都最好不要给出任何假设或结论。如果该督导在团体语境中发生，我会让团体成员先表达自己的看法，这通常会把我带到那些还没有注意到的地方。如果是在个体语境中，我可能会询问更多的细节，玩一个"时间游戏"，引出被督导者无意识视而不见的部分。为了在个体督导中达到这一目标，我可能会唱反调，或对比我自己的临床案例和个人经验来"捣乱"。在这种互动中会形成某些想法，把我们带到来访者的材料中去，带到一个自然生成的焦点位置上。在这个焦点上，被督导者会停下步伐，因为他们发现已经无法继续创造更多意义了。此时，就需要督导师给出恰当的、有益的解释。

虽然在督导使用"诠释"的方式跟在治疗中不同，但督导的干预功能——提供一个有关来访者精神病理学的假设，对可能发生着的移情的建议，对防御策略的命名，对治疗技术的质疑和一些合适的治疗理论的介绍——都是为了让被督导者意识到自身仍需探索的东西。可以通过一种便捷的做法来实现这一点，即询问"你认为发生了什么？""能换个角度看待它们吗？"或者，更具教育意义的是，通过一些理论来概念化治疗情境。同时，以一种"设身处地地为被督导者着想"的方式，推测来访者的心理功能，也能让被督导者承认自身存在的障碍或盲区。这个"承认"可以变成被督导者和督导师之间的治疗体验，因为这种"放下"等同于放下防御，是先于"学习和心灵转变的体验"之前的一次自发性退行，是一个真实的时刻。这意味着治疗师的提升和进步可以给"来访者—治疗师关系"带来质的飞跃，如果能够保持这种"领悟"（质的飞跃）并将之带入下一个治疗阶段，就可能会释放出记忆和联想的新材料，并把治疗带入更深入的心灵层面。我们都有过这样的经历：在整整一个小时的督导后继续进行治疗工作。我们会看到，治疗中来访者的言行和举止好像昭示着他是督导期间停留在墙壁上的一只苍蝇*。所有这些受过良好督导的治疗师或来访者的无意识交流的例子，都证明了督导的必要性，尽管这些例子往往不能被检验或为研究提供统计学意义的证明。

---

*　指来访者仿佛知道了督导师与治疗师的对话，在二人督导时像"停在墙上的苍蝇"一样观察了全程。——译者注

"适时的督导干预"可以为"做出适时的治疗诠释"提供模板。这句话可以反过来理解成"时机不当的督导干预可能会对治疗工作造成负面影响"。当我们的建议没能生效，被督导者通常会将这个情况转告给我们。这是可以理解的：我们都倾向于把成功归功于自己，把失败归咎于他人。当然有一种情况除外，即对象是那种为了得到持续的关注和支持，而夸大自己错误的自我诋毁者。就我个人而言，我会尽量避免告诉人们该做什么，因为它会在从一种情境到另一种情境的转化中被扭曲。另一方面，以一种"不要求一定得模仿"的实验性方式，"推测"一下"如果当时我在现场，我可能会说些什么"，是很有用的。但当"推测"本身成为一种目的，成为一种证明聪明程度的游戏时，就是在浪费时间了。我们可以把"推测"看成是一种排练，一种对替代方案和可能性的尝试，一次对"治疗性肌肉"的展示，一种对剧目的练习，以及一次加油——为应对工作中不可预测的挑战，而需要设备和人员都良好运转。

督导可以被看作是一种从经验和实践中学习的方式。除了作为科学方法和早期学习阶段的各种试误，在督导中可以观察到四个步骤（如在其他成人学习情境中一样）：当汇报了一段实际经验后，紧接着是反思阶段，反思阶段导致理解阶段，而从理解阶段开始，实践和行动逐渐成为可能。督导师和治疗师一起，作为观察者、意义创造者和实验者。也就是说，"体验和行动"构成了治疗师的实践。当谈及垂直时间时，我指的是个体会谈的时间，在这个过程中，体验学习的循环从一个阶段到下一个阶段是不可避免的——尽管并不总是像模型中所描述的那样简洁和整齐。督导师和督导就是一个容器，能够在某种程度上安全地发生化学反应，但重要的是要注意结构，让每个阶段都有足够的时间来达到最大的效率。当过多讲述故事时，反思和意义的形成就会受到限制，进而削弱为下一步行动所做的尝试和准备，因此，也就没有时间对整体动力进行"分析或总结"。

这就像在治疗中的"分析或总结"一样，是因人而异的——从冗长而全面的综述到简单的一句"时间到了"，它既取决于被督导者所处的阶段，也取决于督导师的技术以及对系统性或权威性的需求。它是对那些焦虑、不确定和负担过重的被督导学员进行督导的必要组成部分，但它也能够反映出督导师的焦虑，即对"不确定"和"不知道"的一种防御。另一个需要关注的因素是参与者的焦虑表现和风格：出色的演说家和概念化者同样值得怀疑，因为这可能是为了避免暴露或想要竞争，从而避开了任务的相互关联性；他们只为了弄明白来访者，而不是打动或温暖来访者。在这种从经验中学习的过程里，时间和结构是相辅相成的，像学徒在师傅的指导下一样，被督导者在练习的过程中会专心致志、一丝不苟。教孩子骑自行车需要父母有类似的直觉和能力，父母会一直抓着车座，直到孩子看起来骑得很稳时才松开手，在转弯时他们仍然会伸出援助之手，直到孩子能够完成这项任务。然而，初学者仍会时常跌倒，这时就需要我们扶他们起来，给他们包扎伤口以防感染。即便是有经验的骑手，在能够于开阔的道路上自由骑行之前，也需要接受相关的培训和指导，何况是治疗师呢？相比而言，治疗师需要学的东西要多很多。

时间和记忆

忙碌的督导师是如何处理大量的案例材料、人物、姓名、事件、感受和投射呢？他们又是如何储存和检索所需要的信息的呢？弗洛伊德（1912）深入研究了这个问题，他提出了"均匀悬浮的注意力"的概念，此概念允许记忆以一种自由联想的方式记录和保存大量的信息，并且暂时放下自身的期待和判断。

比昂（1962）关于"不带记忆和欲望的叙述"的说法与弗洛伊德的这个概念类似，它们都将记忆的功能留给无意识，来处理治疗师（及督导师）的记忆问题。我们不应该像小学生一样努力记住所有的细节，而应该学会相信我们的记忆，通过联想的方式把相关的信息"扔"出来，就像点击电脑鼠标一样。如果没能成功，那就检查一下阻抗。要相信在整个治疗或督导的语境中，你的这些记忆是有意义的。但是，就像电脑也会出问题一样，可能会有诸如精神负荷过重、记忆错乱或自由联想等导致你误入歧途。来访者或被督导者的人数越多，东西就越有可能被放进"错误的抽屉"里。我听说过一种叫作"信息疲劳综合征"的新症状，我有时会认为，当督导师头脑中的信息可能已大大超出了有限的储存空间和记忆能力时，就符合这个"信息疲劳综合征"的诊断。

督导的麻烦之处是需要同时考虑到被督导者和来访者的需要，因此对督导师而言，所有东西都是"二"的倍数；另外，一些经验丰富的被督导者手头可能会有十多个案例。因此，即使是每周一次的督导，也不一定能解决以下情况：每位被督导者都希望你每次都能记得住他们的案例——就如同这些案例是你自己的一样。需要提醒的是，如果不给出一些简单的提示，督导师的记忆库存系统甚至可能都无法区分出案例中具体的对象。"你还记得某人如何如何……"被督导者们一边说着，一边汇报最新的案例进展，似乎假设我拥有把此案例完全回想起来的能力。我通常会用"给我点提示……"来直接打断他们，或者我会继续等一会儿，希望某个点能够触发我脑海中的相关内容，这往往也很有效。当有人说"让我帮你来回忆一下"，或者在开始就给出一个来访者的大致情况，这对督导肯定会更有帮助。

但我真正欣赏的是把每位来访者的个人材料整理成一个缩略图，并把它看作汇报案例时的备忘录，它奇迹般地变成了"阿里阿德涅之线"*，指引我进入、绕过并走出来访者生命故事的迷宫。我把它作为一个模板，融入汇报案例的细节，以便很快找到自己的方位。随着督导工作量的增加，这种方法变得很有必要。除了少数例外情况，我会在治疗工作中发现"缩略图"中所没有提及的重大生活事件和个人病理。也许这个"缩略图"只不过是一个护身符，一个过渡性客体，但它能给我信心，让我在听取案例汇报的过程中毫不畏惧地把自己交出来，相信当需要紧急自发地记住某件事时，我的记忆不会让我失望。

　　我一般不会查阅大量笔记。因为有太多的东西需要阅读，而且我通常不知道被督导者接下来会带来哪一位来访者的案例报告，除非他那里只有一个案例。而且，在这一点上我完全同意比昂的观点——在案例汇报开始之前和汇报期间，最好不要引入督导师自己的知识——这样我就可以原汁原味地接收案例材料，没有偏见，没有先入为主，给直觉以工作的机会。有时，我发现知道得越少，所看到和听到的就会越多。在稍加等待之后，很多事件就会如潮水般涌来，它们像是拼图游戏，也像是电影镜头，按顺序播放着一幅幅画面，直到组合出意义。这在团体督导中尤其有趣，当团体中不同的成员在不同的位置，对所呈现的材料的不同部分进行研究时，这些材料结合在一起就会呈现多方面的印象，然后督导师可以给出最后的部分，或是从中选择出最有意义的要点。这份治疗师和督导师的"选择性任务"旨在找到来访者最大的痛苦，识别出淹没于日常琐碎间的苦难，想他人所不敢想之事。

　　我也只是刚刚开始思考与督导工作有关的"记忆"，但我的直觉认为对于督导工作而言，记忆与撰写历史和书写回忆录一样至关重要。毕竟，我们是在处理"人"的历史，在治疗中构建和重构他们的叙述，以

---

* 希腊神话中的物品，在迷宫中指引方向。——译者注

便让他们从混乱无序的个人生活中找出意义。普鲁斯特（1981）把记忆连接过去和现在的功能描述为"一个有用的指针"，指在治疗和督导中进行解释或干预时所发生的事情。通过允许自由联想，触发对病人的痛苦的直觉记忆。重要的是在正确的时间触发这些记忆，并提供一个可以创造性地使用它们的治疗或督导环境。秘诀在于自由联想的能力，在于能够反思和处理用这种方法所发现的内容。

我仍然不能确定治疗实践能够在多大程度上增强（或削弱）一个人的记忆能力，不能确定时间的秘密、储存记忆的有效性，也不能确定从一个人的记忆中选择具有治疗意义的信息的方法。

结束督导

关于督导的开始，我们通常都会非常小心；关于督导的合约，我们也都能查阅到大量的文献和案例记录。正如诗人艾略特（T. S. Eliot）所说："开始就是结局"，这表明许多好的或坏的结局都可以追溯到开始之时做了什么，或没做什么。但是，结局本身呢？我们是否仍然轻易地假设督导会自然结束？而不像在治疗过程中那样，需要做好预期和准备。我并不这么认为，因为在督导训练中，有越来越多的流程和仪式来处理结束议题，在实际的截止时间到来之前，公开并处理与结束和丧失有关的焦虑。现在我们知道，有必要了解学习过程中的情感，学习关系中依恋和分离所起的重要作用，了解学习关系中不可避免的移情成分。

由于督导跨越了教育和治疗之间的鸿沟（这是本书的中心主题之一），因此当结束时，它会启动复杂的情感机制——无论是计划中的还是计划外的，是相互的、一致的或预期内的。来访者的存在会让督导情境变得更加复杂，无论他们是否继续与被督导者一起合作（但失去了督导师），还是同时结束（失去了督导师和治疗师）。对他们中的一方或另一方来说，结束时间很可能太早或太晚了，这两种情况都不可避免地会留下遗憾、愤怒或责备之情。他们总有一些话还没来得及说，也没机会再说了。这些话可能是关于爱与恨的感受、也可能是伤人的话语、错过的机会、不喜欢的治疗方法、未曾实现的期待。有时，督导结束时会让人突然产生一种"如果我们曾经做了某件事就好了"的感受，尤其是在涉及表扬、信任或尊重时。如果督导的结束是由其中一方提出，而不是由双方共同发起，就可能会出现背叛、怨恨和拒绝的气氛，出现一些无法言说的问题。如：为什么是现在？我将被谁取代？由于害怕伤害他人或受到伤害，自愿合作的督导关系通常会持续较长的时间，这方面的相关证据可以由被督导者的临床工作质量变差所印证。当治疗师不确定是否继续督导合作时，来访者能够得到治愈吗？来访者可能已经对治疗失去兴趣，或对治疗感到厌烦了。督导结束的时间点，或许是当被督导者或督导师发现自己开始幻想拥有一位不一样的督导伙伴，或者希望能够没有督导伙伴时。这可能是缘于天性中的矛盾心理、时间的消磨和对新事物的渴望，而所有这些都很难解决，除非被解释为这是来访者的临床材料部分在督导中的并行。

当参与者对督导师有一种积极正向的移情时，结束个体督导通常会更加困难。这并不奇怪，督导关系已经达到了一定的深度，具有创造性并能够带来滋养。那么，谁又依赖于谁呢？谁从谁那里吸取营养？谁能够从督导中学习到更多呢？在这种情况下，督导师会感到尤其痛苦，就像父母不得不放手——孩子的成长是更重要的，他们会非常想念孩子，会深深地想念那一段曾经能给他们带来自恋满足和智慧启发的每周一次的会谈。

当存在消极移情时，仍然可能会有愤怒、沮丧、自恋受损和伤痛等情感的残留，这些感受可能会持续萦绕在参与者的脑海中。它们以未经处理的委屈、遗憾、自我辩解和合理化的方式表现出来，因为那些未能言说的事情在持续地侵蚀着参与者的心智，进而让哀悼（结束）的过程更加复杂。当然，这些负性移情是构成治疗关系的基础，但解决这些移情并不是督导的任务。

因此，督导关系的结束需要双方在情感上达到成熟（因此，需要一定程度的自我觉察和勇气）。当相互之间的移情问题不能被继续诠释，当心理需求不能得到满足时，参与者会因实际原因结束督导，因为督导双方的关系重点与来访者的情感需求和问题有关。

督导是心理治疗从业人士持续的专业性需要，治疗师需要持续成长，以进一步发展，需要找到一个可以帮助他学习提高的人。此时，督导师要像教师一样，必须做到慷慨地放手，尊重学员们的学习需要，他看着学员们"长大成人"，与其他同侪正常交往，不再需要他。而治疗师的目标是让来访者在没有治疗师的情况下也能生活下去，不再需要继续寻找另一位治疗师。当然，这些转变都不会马上发生。

与督导开始时签订的合约一样，结束督导时需要认真考虑的事项有：对来访者的责任和未来的计划、持续学习的需要和对进展情况的评估等实际问题、强化"内在督导师"、相互反馈、文字记录工作和索要参考书目等。对于未来的同事关系的达成和对界限、社交、工作、专业或文化活动中见面（和问候）等所有这些，可能会有口头承诺和确认。

就像开始时的那样，督导结束时需要经历一个专业的通过仪式，才能成为一个有意义的情感阶段和过渡，并突显出督导经历中重要的关系部分。此时，督导师开始被内化，且在被督导者的内在世界拥有着属于他的空间，督导师作为一个内在的好客体、一个有着持续影响力和被随时借鉴的模型存在。

　　我非常关注个体督导关系，个体督导关系中始终都包含着来访者，属于三元关系。当督导会谈在团体中进行时（无论是同辈督导还是带领者督导），结束会因所涉及的人数、潜意识中的团体动力，以及无意识的选择与分享需要而变得相对复杂。要么整个团体同时结束，然后给出时间消化，要么个人（督导师或被督导者）先离开团体，给每个团体成员和整个团体创造一个缺口。

　　由于分离带来的症状，以及随之而来的联盟以及重建的子团体，团体告别的复杂性会成倍增加，直到一个新的团体认同（包括新的团体督导师和新的团体成员）从哀悼和修复过程中浮现出来。依我的经验，培训成员组成的团体通常会给督导师送礼物，或一起举办告别宴，以形成告别仪式。在告别宴中，社交氛围阻止了人们对解散的担忧，同时将团体引导向分离和哀悼的过程。这种过程将会持续，直到最后一次团体会谈实际结束，然后它们会逐渐溶解消失，最后成为成员们的内部好客体——如果它真的有作为一个督导团体发挥了自身作用的话。

　　非常重要的一项督导任务是对被督导者的临床工作进行评估，它会是定期的或持续进行的，取决于被督导者所处的环境和专业发展阶段。无论是培训场合还是私人执业，是慈善机构还是诊所，督导师对来访者权益和被督导者职业态度的监测，是构成评估工作的重要组成部分。它包括组织中被督导者个人的临床责任、对来访者症状的处理和他们的进步与成长。

　　若督导师对被督导者的专业能力感到不满或担心，不得不采取警告措施，中止或暂停被督导者的工作或培训，那么此时将很难友好地实现结束。督导师必须清楚他所依据的准则，顾及被督导者的福祉以及来访者的情况；必须分析他的无意识动机，分析收回支持、并从被督导者处撤回认可的这一重大决定的客观原因。

最明显的例子是，一位被督导者过分认同他的来访者，卷入到来访者的心理病理状态中，这使他无法清晰地思考来访者的临床材料，无法做出有意义的诠释，妨碍治疗干预，无法帮助来访者更好地理解自身的内心世界。另一个例子是，被督导者无法理解治疗关系里人际过程中的移情和反移情含义，因此错过了重要的心理动力线索，这些线索构成并解释了来访者对自身无意识冲突的投射性防御和内摄性防御。如果治疗师这种"主观"的态度或缺乏分析处理和理解的情况在很长一段时间内反复出现，并且看起来似乎是一种普遍出现的无能的状况，他既不能帮助他人产生同理心，也不能创造性地与人互动。那么，督导师必须迎难而上，表示严重关切其（被督导者）的临床工作，并要求被督导者必须采取的一些根本性措施，防止来访者进一步暴露于风险中。

在好的情况下，如果被督导者感到疲惫不堪、被自身困难所带偏，或者虽有过多的盲点和哑点但仍然适合接受进一步的培训或治疗，督导双方就能就督导师的具体职责展开讨论，并明确地列举出"建议被督导者暂时停止临床工作和培训"的理由。在坏的情况下，督导师可能会断然"阻止"被督导者继续进行治疗工作，并坚决终止他们的督导，同时终止被督导者的临床工作。在这两种情况下，被督导者均可能会选择遵守结果，但不一定是因为接受了裁决，而更可能是因为他决定服从督导师的权威和权力。也许他会提出申诉、表示拒绝，将其解读为督导师的敌意或故意的惩罚——为了避免屈辱地承认失败、丧失自尊。

有一次，一位被督导者向我坦白，表示如果我允许她通过考试，她将不再会尊重我。我意识到，对于有责任心的督导师来说，谨慎地曝光一个自恋的、骗取信任的骗子，与谨慎地向一位不称职的咨询师解释他们根本不具备完成这项工作所需的条件一样是必要的。阻止那些江湖骗子、缺乏受训和分析的人、不知情的人、无知的人和无良的从业者成为治疗师，并且阻止他们从事复杂而责任重大的治疗工作，是督导伦理的难点之一。这些从业者很危险，会对病人造成伤害。

以这般严苛的态度结束督导，会异常的艰难。唯一希望的是，被督导者有一天能意识到这样做的必要性。这是在关心并阻止他们对自身和他人带来危险，从长远来看，督导师必须阻止他们从事不适合或不具天赋的工作。因此，这类督导的结束应当被体验为一种职业诚信行为，体验为一种错误选择的必然结果，而不是一种把他们残酷地排斥在理想的职业之外的施虐性拒绝。

参考文献

Bion, W.R. (1962) *Learning from Experience*. London: Maresfield Reprints.

Freud, S. (1912) *Recommendations to the Doctor Regarding Psychoanalytic Treatment*, Standard Edition, 12. London: Hogarth Press.

Proust, M. (1981) *Remembrance of Things Past*. Harmondsworth: Penguin.

Strachey, J. (1934) The nature of the therapeutic action of psychoanalysis', *International Journal of Psychoanalysis*, 15:127-159.